# 医学の歴史

William Bynum 著

鈴木 晃仁・鈴木 実佳 共訳

SCIENCE PALETTE



丸善出版

# The History of Medicine

## A　Very Short Introduction

by

William Bynum



"The History of Medicine: A Very Short Introduction" was originally published in English in 2008. This translation is published by arrangement with Oxford University Press.

本書は Oxford University Press の正式翻訳許可を得たものである.

Printed in Japan

欠くべからざるヘレンに

# 謝　辞

この本の構成は、さまざまな学生たちを相手に行ってきた講義に基づいている。そこで得たフィードバックは貴重であり、その助けを借りて、一本一本の木から森を形づくることができた。

オックスフォード大学出版局のスタッフは、鮮やかな手並みでこの書物の完成に貢献してくれた。アンドレア・キーガンと、名前を伏せた評者からコメントをもらい、文体と内容が改善された。ジェイムズ・トムソンは夢のような編集者だった。みなさんに御礼を言いたい。

私が最も感謝しているのは、ヘレン・バイナムである。彼女は、驚くべき注意深さと専門的技能を持って原稿を読んでくれた。かなり遡ると、彼女はなんと私の講義に出席していた学生の中の一人だった。いかに多くを貢献しているか、彼女はよくわかっている。

# 目次

序章

# 医学の諸類型

これは小さな書物であるが、扱っているテーマは非常に大きなものである。私が試みたのは、医学の歴史を理解するための枠組みを示すことである。古代ギリシャ人が西洋医学の伝統と呼んでもよいものを確立した。そこから始めて、医学史を医学の類型学を通じて語ることにしよう。ここでいう「類型」を表で簡単に示し、5章にわたって順に説明していこう。

図1に示した医学の5つの類型（臨床、書物、病院、共同体、実験室）は、医者たちが仕事をする場所の違いでもあり、目的の違いも示している。それぞれが現れた時代は、おおまかにいって年代順になっているが、これらが層をなして現代の医学を構成している。臨床の医学は、ヒポクラテス派から始まり、現代のプライマリ・ケアと共鳴するものである。書物の医学

| | | 特質 | | | |
|---|---|---|---|---|---|
| | | 研究の対象 | 教育の形式と場 | 目的 | 例 |
| 類型 | 臨床 | 患者全体 | 徒弟制 | 治療 | ヒポクラテス(紀元前460頃～370年頃) |
| | 書物 | 文献 | スコラ学的，文献学的，大学 | 文献の保存，復元，注釈 | コンスタンチヌス・アフリカヌス(1098年以前没) |
| | 病院 | 患者，臓器 | 病院 | 診断 | R・T・H・ラエネック(1781～1826年) |
| | 共同体 | 人口，統計学 | 共同体 | 予防 | ジョン・シモン(1816～1904年) |
| | 実験室 | 動物モデル | 実験室 | 理解 | クロード・ベルナール(1813～1878年) |

図1　医学の類型．類型の諸特質を表に示した．それぞれの類型で，医者にとって，研究の対象となるもの，場，目的などを明確にした．この書物の5章まではこの5類型を歴史的に考察する．

は中世以来のものであり、現代医学界を象徴する情報の爆発的増加と関係が深い（もちろん、文献が重要なのは単に医学界だけというのではない）。病院の医学は、19世紀に新たな診断および治療の道具を得て、私たちが近代の病院に期待する医療技術を持つようになった、ある意味で、発展した臨床の医学であった。共同体の医学は、生活環境の構造を取り扱い、浄水、廃棄物処理、予防接種、職場の健康と安全に取り組む。また、病気と、食事、習慣、環境の病因への被曝との関係を分析することも含む。実験室の医学は、ほとんどが実験室の中で行われ、薬品の改善をもたらし、身体のメカニズムを理解して診療と治療を改善する。

こうした類型は、今日でも生きているものである。医学の歴史を考えるうえでの方法でありながら、納税し、ヘルスケアを消費し、公衆衛生政策から利益を得る今日の市民のあり方と共鳴する。こうした医学の類型は、そのまま現代の厚生予算の項目名でもあり、それに応じて活動する団体が形づくられている。とくに米国の場合、特定の利害を持った主張が医療支出に影響を与えている。プライマリ・ケア、情報の創出と提供、病院医療、公衆衛生、そして生物医学的研究。主たるヘルスケアの需要として現代の厚生大臣が考慮すべきことは、以上で尽きているといってよい。もちろん、問題となるのは、この類型が互いに競い合うことである。医療予算には常に限りがあるからだ。研究に多くを費やせば、それだけ病院の人員や公衆衛生にかけられる費用が減るだろうし、その逆もまたあり得る。

類型は歴史的に重なり合う。古代ギリシャ人・ローマ人は、健康に関連する問題への対処法を体系的に発達させた。彼らは自分たちの共同体での病気を予防しようと試み、奴隷や兵士の看護を行う病院にあたる簡易施設を持ち、医書を集約する場を必要とし、実験的な探究を通して医学知識を増やそうと努め、そしてもちろん臨床の場で患者の面倒をみた。しかし、病院、共同体、実験室での医学の近代的類型が、現在あるようなかたちで現れてきたのは、19世紀のことであり、これらを私たちは近現代の医学と考えている。最終章で、私はこの類型学を利用して、医学の類型が相互に関連する20世紀、21世紀の主たる発展を手短にまとめよう。

この概説では、西洋の医学的伝統を主役にして話を構成した。それが西洋の健康にまつわる消費と支出の大勢を占め、どの地でも主たる勢力になっているからである。歴史家たちが話を組み立てる方法は他にも多くあるが、私がこの方法を選んだのは、歴史的にみて一貫性があり、知的好奇心に満ちた読者に医学史を紹介するのに便利だからである。

医学の学術誌にこの原稿を投稿するのであれば、取り上げるデータを私がどう解釈したのか特徴を明らかにするような立場表明を行うことが必要であろう。40年近くにわたって医学史家として仕事をする一方で、私は、第6章に登場する「黄金時代」に、医学教育も受けている。その教育が、医学史理解に影響を与えているのは確かであるが、すべての歴史を進歩および現在に不可避的に繋がっている段階として捉える古い「ホイッグ史観」と、現代の道徳的価値観を持って知的価値観に替え、先祖の性差別、人種差別、その他あらゆる「イズム」を告発するような「新たな進歩主義」の双方を避けるよう努めた。一般に過去の人々は、提供されていた医療を求めることしかできず、良い医者もいれば悪い医者もいると思っていた。彼らは良い医者にかかりたかった。それは私たちも同じだ。何が医者を「良い」医者にするのか、それが変わっただけである。

# 第1章
# 臨床の医学

## ヒポクラテス派とその周辺

さまざまなタイプの治療者たちが、ヒポクラテスをその「父」としてあがめている。ホメオパシーは、理論的根拠をヒポクラテス派の書物に見出している。自然療法医、脊柱療法士、ハーブ療法士、整骨療法士は、ヒポクラテスを、健康、病気、治療に関する自分たちの理解の根底にある理想を成立させた人と考えている。現代の病院の医師たちにしても同様で、医学の学位を取るときに、ヒポクラテスの誓い、あるいはそれに類したものを唱えただろう。

この不思議な状況に至った理由を歴史に見出すことができる。まず、歴史上の人物としてのヒポクラテスは不明な点が多く、幾重にも多様な解釈をまとう余地を与えた。彼の存在は影のようでもあるが、現実であり、現在のトルコの沖にあるコス島に、紀元前460年頃から370年頃に生きていた。プラトン、アリストテレスなど、アテネを中心にして古代ギリシャの文明を創造した世界市民的な人々よりも、少々古い時代である。古い時代の人物であることを考えると、多くのヒポクラテス派の論考が残っているという事態が余計にめざましいことに思えてくる。人々は、貴重だと判断するものを保存するものである。

どこでどのくらいの時期に生きていたかということ以外には、私たちが彼について知っていることは少ない。医療を行い、謝礼を取って弟子を育てた人物であり、息子がいたことが知られている程度である。また、プラトンは、ヒポクラテスに言及しており、そのことからヒポクラテスがある程度の名声を得ていたことがわかる。彼のものとされる著作を本当に彼が書いたのかどうかは明白でない。全部を書いたのではないことは確かであり、特定されていない複数の人々が、2世紀にわたる期間に書いたものである。それゆえ、現在残っている約60点の論考と断片からなる『ヒポクラテス集成』は、一貫性に欠け、多くの観点からなる。このヒポクラテスに帰された著作の集成は、診断、治療、予防や、内科学および外科学の多くの側面を取り扱う。食餌などの健康な生活にかかわる忠告があり、とくに、環境が健康と病気に及ぼす役割に関する影響力のある論考「空気、水、場所について」がある。多くの「ヒポクラテス」的立場があり、私たちが持っている「ヒポクラテス派の医学」は、テーマや理論に選別が加わりながら歴史を経て成立し、当初には知られていなかったような枠組みに収められている。

しかし、このような多様性を持つ一方で、全体に通ずる一貫性がある。ヒポクラテスが現代の多くの治療者たちに訴える力を持つ理由はそこにある。ヒポクラテス派の医学は、全体観的（ホリスティック）なのだ。ヒポクラス的手法は、常に患者全体を見ている。現代の全体観的医学を求める動きは、ヒポクラテスに落ち着き先を見出している。これは、賞賛に値する良い特質を持つものであるが、ギリシャ社会に広まっていた文化的価値観に根差したものでもあった。古代ギリシャ人は、人体を切開することを嫌った。死因を確かめるために死体解剖を行わず、ギリシャ人医師は、弟子たちに身体深部にわたる解剖学を教えなかった。現代的な意味での医学校は存在せず、学生たちは、師匠から学んだ。彼らが知っていたのは、皮膚に近い部分の解剖学と病気がたどるであろう経過を示す徴候を求めて患者を注意深く観察する鋭い感覚だった。大事なのは予後であり、とくに患者が回復する見込みがあるかどうかであった。病院が存在しなかったということは、この章の題名である臨床というのが、患者自身の家の寝床に臨むという文字通りの意味であることにも注意を払っておこう。

このような古代ギリシャの医学構造が、現代のプライマリ・ケアの原型をなしている。ヒポクラテス派の医者は、患者のすべてを知る必要があった。患者の社会的、経済的状況や家庭環境はどうなっているのか、どうやって生活しているのか、普段どんなものを食べ、飲んでいるのか、旅に出たことがあるかどうか、奴隷であるのか、自由な身分か、かかりやすい病気があるのかどうかなどを知ろうとした。このようにした理由をヒポクラテス集成に見出すことができるので、それをみていこう。

現代の補完医療の立場に立つ治療者が、全体観的な患者の捉え方に引きつけられるのは事実であるが、現代の科学的医学と共通する特徴がヒポクラテス医学にあるのも事実である。その中で最も重要なのは、底流にある自然主義である。古代近東（エジプト、シリア、メソポタミア、バビロニア）の医学体系は、神学と治療を併せ持っており、医神官がいるのがふつうだった。病気は、神の不興をかった結果であるとか、さまざまな罪や魔力の表れだと考えられていた。診断には、祈祷、動物の内臓占い、患者がどんな罪を犯したのか、それに関する判断などが用いられた。このような魔術的・宗教的医療がヒポクラテスの時代のギリシャでも行われていた。ギリシャの医神アスクレピオスを祀る神殿がギリシャ支配下の地域に点在し、皮肉なことに、ヒポクラテス自身が育ったコス島にも有名な神殿があった。最も大規模なのは、ギリシャ本土のエピダウロスにあり、広大な遺跡が現在でも残っている。こうした神殿は司祭が掌握し、患者を迎えて、患者が伝える夢によって病気を解釈した。患者が夢を見たのは、神殿には聖なる蛇がいて正常な眠りが乱されたからである。脱皮するので、蛇は再生の象徴であり、ギリシャの治癒の神の象徴である医杖の目立つ部分にも蛇がいる（図4参照）。面白いことに、アスクレピオスも医杖も、魔術と宗教を思わせながら、現代の医学の象徴として受け容れられている。

癒しの神殿は、ギリシャの医療の重要な一部分をなしたが、それにまつわる価値観はヒポクラテス集成にはあまり影響しなかった。ヒポクラテス集成に含まれる論考では、総じて、病気は自然の原因を持つという説は前提とされるにとどまっているが、ギリシャの人々の言葉で「神聖病」と呼ばれるてんかんについての論考『神聖病について』の冒頭では、著者は病気の超自然的な説明を正面から攻撃している。てんかんが聖なるものと考えられたのは、発作が劇的で、意識を失い、口から泡をふき、筋肉や膀胱や括約筋が弛緩するだけでなく、当人が利得を得ることができる心理的症状も含むものだからである。アレクサンダー大王も、（後には）カエサルも、権威を持った古代のてんかん患者だった。『神聖病について』の冒頭は、医学における完全な自然主義を高らかに訴える声であると解釈されてきている。これは、２０００年以上前に書かれたのであるが、依然として説得力を持つ。

さて神聖病と呼ばれる病気について、これは、他の病気と比べていかなる点でも神々しいとか神聖であるとかの度合いが高いとは私には思えず、他の病気と同様に自然の原因がある。他の病気とはまったく違ってみえるからといって、人がこれの性質および原因に神聖さを見出すのは、無知と驚愕によるものである。その神性を維持しているのは、人がそれを理解できないということと、その癒され方の単純さによるものである。それから解き放たれる方法は、浄めとまじないである。しかし、不思議であるという理由で神聖になってしまうのであれば、神聖病は一つではなく、たくさんあるということになろう。

重要なことは、この立場が反宗教というわけではなく（「他の病気と比べていかなる点でも神々しいとか神聖であるとかの度合いが高い」わけではない）、いわゆる神聖病の源泉を、自然主義的用語で説明できる枠組みを用いて表現していることである。ヒポクラテス派の書物では、そのような説明をしていく。てんかんは、脳の内部の閉塞によって起こり、通常の粘液の排出が停止し、それにより脳の機能不全が生じて、てんかん発作の劇的な症状が起こるというものだ。さらに2点について注目しておく価値がある。

まず、この論考の著者は、意識などの知的心的機能の座を脳であるとしている。

まさしく脳から、喜び、楽しみ、笑い、戯れ、悲しみ、悼み、失望、嘆きがやってくるということを人は知るべきである。これにより、特別な方法で私たちは知恵と知識を得て、見て、聞き、何が間違っていて、何が良いのか、何が悪で、何が善か、何が甘く、何が不味いのかを知る。習慣により判断するものもあり、有用性から認識するものもある。

脳の重視は、現在では科学的思考においてもちろんありふれた考え方であるが、ギリシャ人にとってはそうでもなかった。プラトンはヒポクラテスに倣って、脳を心理活動の座であると考えたが、プラトンの弟子のアリストテレスは、心臓が感情と他の精神機能の中心であると信じていた。何といっても、心配なときや、恋しているとき、そういうことを経験するのは、脳ではなくて、胸あるいはハートだ。私たちが最も生を感じるとき、脳ではなくて、心臓が激しく脈うっている。また、アリストテレスは、発生学にも学識が深く、ひよこの胚の生命の最初の徴候は、形成初期の心臓の動きにあることに注目していた。２０００年ほど後になってシェイクスピアが、この古くからの議論を呼び起こすことになる。

浮気心はどこで育つのか教えてほしい。
心の中か、頭の中か。（『ヴェニスの商人』）

私たちは依然として多くを「心」に帰しているが、この議論に勝ったのはヒポクラテスとプラトンだった。

この論考から得られる第二の重要なポイントは、ヒポクラテス派がいうてんかんの原因だ。つまり、粘液の滞りである。粘液あるいは痰は、私たちにとってはふつうの風邪の徴候とも思われるが、ヒポクラテス派にとっては、４つの体液の一つであった。四体液は、健康と病気を構成するものであり、つまりヒポクラテス派の生理学および病理学の中心であった。体液理論は、ヒポクラテス派が書いたすべての論考にみられるわけではないが、もう一人のギリシャ医学の巨人であるガレノス（１２９〜２１０年頃）がひとまとめにして、これを医学理論の中枢とした。ガレノスが体液理論を非常に重視したので、18世紀に至るまで医学的思考を支配することになった。

## 体液の体系

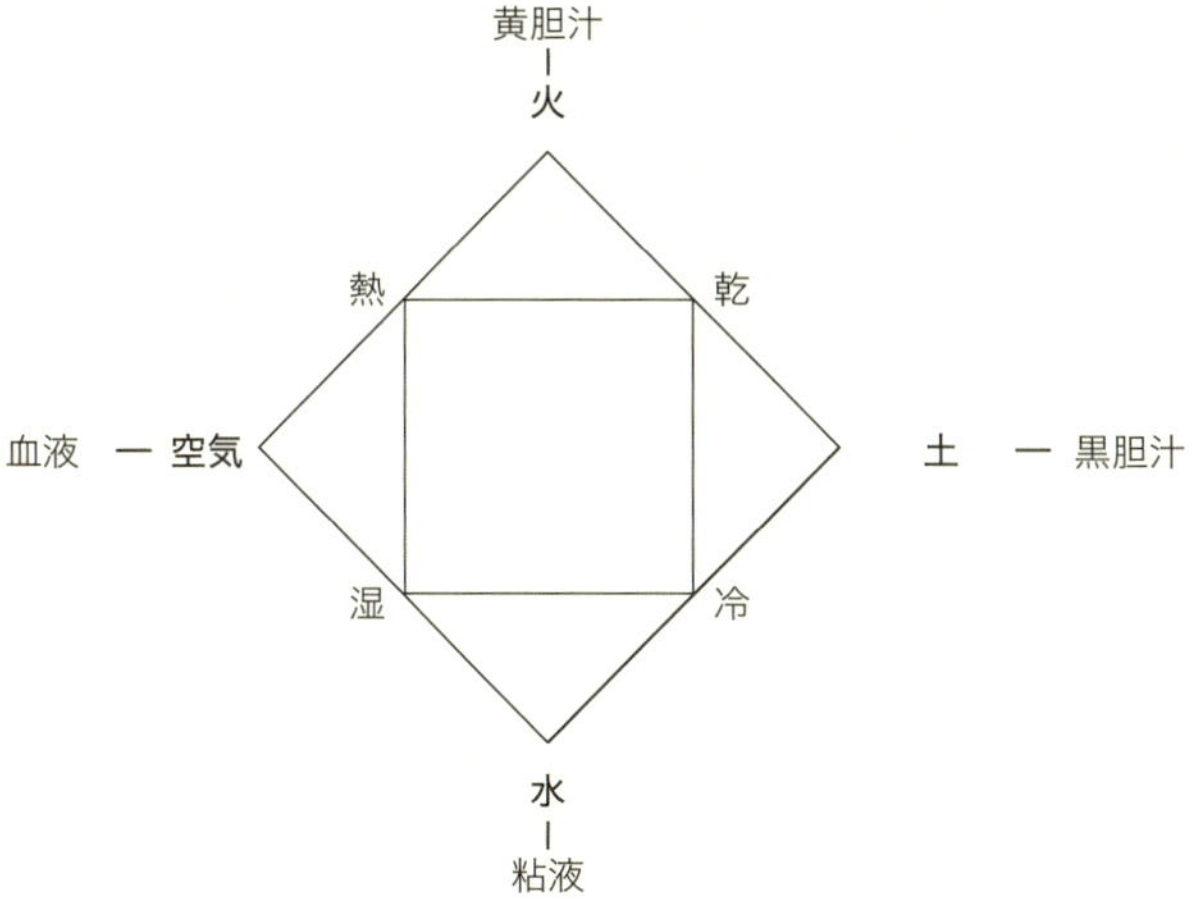


**図2**　四体液説．ヒポクラテス派の図式は非常に簡潔でわかりやすく，各体液が持つ重要な性質（熱冷乾湿）を伴う．

4つの体液とは、血液、黄胆汁、黒胆汁、粘液である。図2の対応図にみられるように、健康と病気やその他の事象を理解するための堅固な枠組みを形成していた。四体液は、最終的には体質理論を形成し、人間の性質とかかりやすい病気の指標となった。体液の特質である熱、冷、乾、湿が、病気がたどる道筋や個人の人生の段階になぞらえられた。また、それぞれの体液が、風、火、地、水という4つの元素に結び付けられ、ギリシャ哲学では地球上のすべてのものがそれで構成されていると考えられていた。私たちが生きている月下界では、ものごとは変化し、年を重ね、死滅する。天上界では、完璧な円運動が規範となり、星は第5元素である「真髄」でできている。

ギリシャの体液説は、医者にとっても一般人にとっても、健康と病気を理解する最も強力な枠組みであった。その考え方は長く続き、科学的医学が徐々にそれにとってかわったのは19世紀のことだった。

病人の世話をして観察すると、体液とその働きが鮮明に意識される。たとえば、熱があると皮膚が火照る。咳をすると粘液や血液がでてくる。目は潤み、鼻水がでる。黄疸や脱水で尿の色が濃くなる。皮膚はひやりと湿っぽく、蒼白い。下痢や嘔吐が病気の目立った徴候のこともある。ギリシャでは、人体解剖が習慣的に禁止されており、ヒポクラテス派は、身体深部の解剖学についてほとんど知識を持たないか、あるいは、動物の解剖や動物を調理するときに得た知識から推測した。このことをヒポクラテス派は何とも思わなかったが、ガレノスは、動物の解剖を通して、解剖学的知識を提供しようと懸命に努めた。

体液医学は、解剖学の知識をあまり必要としなかった。身体を動かしているのは、身体の固体部ではなく、体液だからだ。しかし、四体液のそれぞれが臓器に対応していた。粘液は脳、血液は心臓、黄胆汁は肝臓、黒胆汁は脾臓である。さらに、ヒポクラテス派の外科の論考では、骨折の手当て、脱臼の整復、傷の処置や、さまざまな状況での簡単な手術も論じた。外科的処置は、現在と同じように、身体の特定の部分に注意を集中させることが必要である。それでも、ヒポクラテス派の医学は、全体論を維持し、体液の変化を解釈することに捉われていた。

四体液説は、西洋医学で常に問題になる二つの関連したテーマをもたらした。バランスと節度である。ヒポクラテス派は、健康とは体液の健全なバランスの結果であると考えた。バランスを失うこと、つまり体液の過多あるいは不足、または、不完全な質（しばしば腐敗と表現された）が病気を引き起こした。身体はときおり、オーブンのようなものとみなされ、ヒポクラテス派の病の描き方では調理のメタファーがよく用いられた。病気のときの排出物、膿汁、汗、痰、濃くどんみりした尿、嘔吐物、下痢といったものは、自然の防衛メカニズムの結果だと解釈された。身体は、体液を調理し、調合し、腐敗させ、整理して、余剰や病んだ体液を排出し、バランスを回復する。

ヒポクラテス派は、この臨床観察（身体が体液を排出するということ）を自然治癒力の証《あかし》と解釈した。この説は医学界で長く議論され、19世紀には、「自己限定的疾病」の概念で体系化された。強力な近代医学はそれを受容することができた。多くの病気が、対処の有無にかかわらず、自己限定的なのである。たとえば、風邪の症状に対処すると、気分が良くなるかもしれないが、実際は原因には触れず、身体がしかるべく対応しているのである。医者はみな、これを知っていて、また、患者の気分を良くするような処方がしばしば治療法だと解釈されることも知っている。「前後即因果の誤謬」に、多くの臨床医学が頼ってきているのである。

ヒポクラテス派の主張は、それよりも謙虚であり、彼らの自然治癒力論は、二つの最も重要な教えを生み出した。「自然の力を通じて、病気は治癒するのである」と「病気に対しては二つのことをせよ。患者を助けるか、あるいは、少なくとも害を与えないようにせよ」である。治療の第一の目的は、患者の身体が「自然の」仕事をするのを助けることであった。そのようなやり方は、近代的感性に適合しないことがあった。たとえば、静脈を切り開いて血液を体外に出す瀉血《しゃけつ》は、当時は合理的根拠を持っていた。局所的炎症や発熱は、身体が血液過多になっているので、それを排出する助けを必要としている証拠だと解釈された。瀉血は、最も古い療法の一つであり、最も長く保たれた。そして、近代以前の粗野で野蛮な医学の証拠として挙げられがちである。これは、19世紀半ばまで、主たる治療法であり続け、末端の医療従事者たちは、徐々にそして名残惜しむようにそれをやらなくなっていった。患者がやってほしいと言い、瀉血をしてもらうと助かると報告する人が多く、医者は患者が気を失いそうになって初めてストップをかけるというほど大量に瀉血していた。別のヒポクラテス派の教えによれば、「極端な病気には、極端に厳格な治療が効果的である」、あるいはもっと言えば、「危険な病気は危険な治療を必要とする」のである。

しかし、一般的には、体液説に基づく治療法は、多種の手段を混在させて、食餌、運動、マッサージ、その他の療法で、個々の患者の個々の必要に合わせるものだった。全体観的個人主義が彼らの医学の実践の核になる特質だった。ヒポクラテス派の書には、現代の呼び名を当てはめることができる病気が多く書かれているが、病んでいる個人から病気を引き離すことはなかった。私たちなら、結核、心臓発作、マラリア、てんかん、ヒステリー、赤痢と呼ぶであろう病気の記述をみつけられるのだが、それらは個人に起こった出来事として記述されている。こうした経験を使って、彼らは病気に対処する方法についての一般化を行い、金言や私たちが「臨床精華」と呼ぶであろうものを提示した。彼らが持っていた体液説では、治療法は、常に、独特である個人のためにあつらえるものだった。

ヒポクラテス派は、病気が個人を超えて共同体に広まることもよく知っていた。老いも若きも、富者も貧者も、痩せた者も太った者も、男も女も、病気にかかるのである。こうした属性は、診断を行い、養生法を勧めるときに臨床で考慮に入れられた。すなわち、病気は個人を超えた広範な側面を持つとヒポクラテス派は考え、これを、一連の「流行病論」と「空気、水、場所について」は、とくに健康と病気にかかわっていたので、とくに影響力があった。「空気、水、場所について」という2種の論考で示して、とくに影響力があった。どこに家を建てるべきか（水はけのよい土地で、寒風から守られた場所）について助言を与え、住人に影響を与える環境要因について共同体の健全さを分析した。19世紀末までの医学生物学的思想の多くと同様に、これは（時代錯誤的だが）「ラマルク主義」と現在呼ばれているものを支持していた。つまり、ヒポクラテス派は、環境要因が人間の基本的特質（皮膚の色、身体の形など）を決定し、そうした変化は子孫に伝えられると信じた。これは、人間には可塑性があると積極的に考える思想であり、彼らの治療法・養生法は、患者に資することが多いという、ヒポクラテス派が一般に持っていた自信を裏打ちする。同時に、ヒポクラテス派の書は、経験により、病気があまりにも進行して、あるいはあまりにも重くて、できることはほとんどないとわかっている事態を多く含んでいた。

## ヒポクラテス派の拡がり

体液説の理論的枠組みは長続きすることになった。私たちは現代でも、日頃、気質めいたことを話題する。「もともと血気盛んな人」、「概して憂鬱な性格」などの表現はこの例である。熱—冷と湿—乾の体液説の考え方を、ありふれた急性の病気を理解するのに用いる。帽子をかぶらずに寒空の下を歩いたからとか、足が濡れたままだったから、風邪をひいたと言ったりする。医師はそのような俗信を信じないはずだが、風邪の本質と治療について、俗信的な考えに同調することもある。その理由は、患者の希望への譲歩、医療の現場での時間節約、あるいは、医者も人間だからという事実がある。最近では、ダーウィン派の医学が、ヒポクラテス派の自然治癒力説を使って、対症療法に疑問を投げかける。咳や鼻汁は、自然に発達した防御の一部であるというのに、それを抑えるのは果たして良いことなのだろうか、と。

ヒポクラテス派が残したものは、ガレノスの著作を通して西洋に伝わった。ガレノスは千年以上にわたって医学思想を支配した。ガレノスは自分の使命は、ヒポクラテス派の枠組みを応用し、完成させることだと認識していた。古代の医者の中で、私たちが最もよく知っているのは、ガレノスである。医学関連でもそれ以外でも、古代の著作家の言葉で、これほど残っている人はいない。その理由は、彼の著作には自伝的要素がちりばめられているからでもある。彼は、医学のあらゆる領域に及ぶ著作を残し、診断、療法、養生法、医学の哲学などを議論した。彼は、ヒポクラテス派の体液論を体系化し、そして、医学に実験的次元を確立した。ヒポクラテス派が注意深い観察で満足したところを、ガレノスはさらに進めて、健康と病気に関する、解剖学的・生理学的説明を提供した。彼は強いエゴを持って、何についても自分の言葉が最終決定であると信じた。それでも、千年以上にわたって、多くの医者が彼に賛意を表したのは、単に彼の強いエゴのせいではない。

臨床で病気を説明するにあたり、ガレノスにとって体液説は非常に有効だったが、通常の身体機能を説明するために、彼は複雑な生理学を発展させた（図3）。それは、体液ではなく精気（プネウマ）に依っていた。彼のモデルによれば、食べたものは、胃で乳糜《にゅうび》にされ、これが血管を通じて肝臓に運ばれる。そしてこれが血液になり、自然のプネウマでみなぎる。この血液のうちいくらかは心臓に運ばれる。心臓からの血液のうちいくらかは、重要な臓器である肺に栄養を与えにいく。心臓の血液は、右から左の心室へ見えない孔を通っていく。そこで、肺から、あるいは最終的には空気から得られた生命精気と混合する。この生命精気を得た血液が、大動脈と頸動脈を通って、脳にいく。そこでは霊魂精気で最終的な精製が行われ、神経を通って運動や感覚を引き起こす。

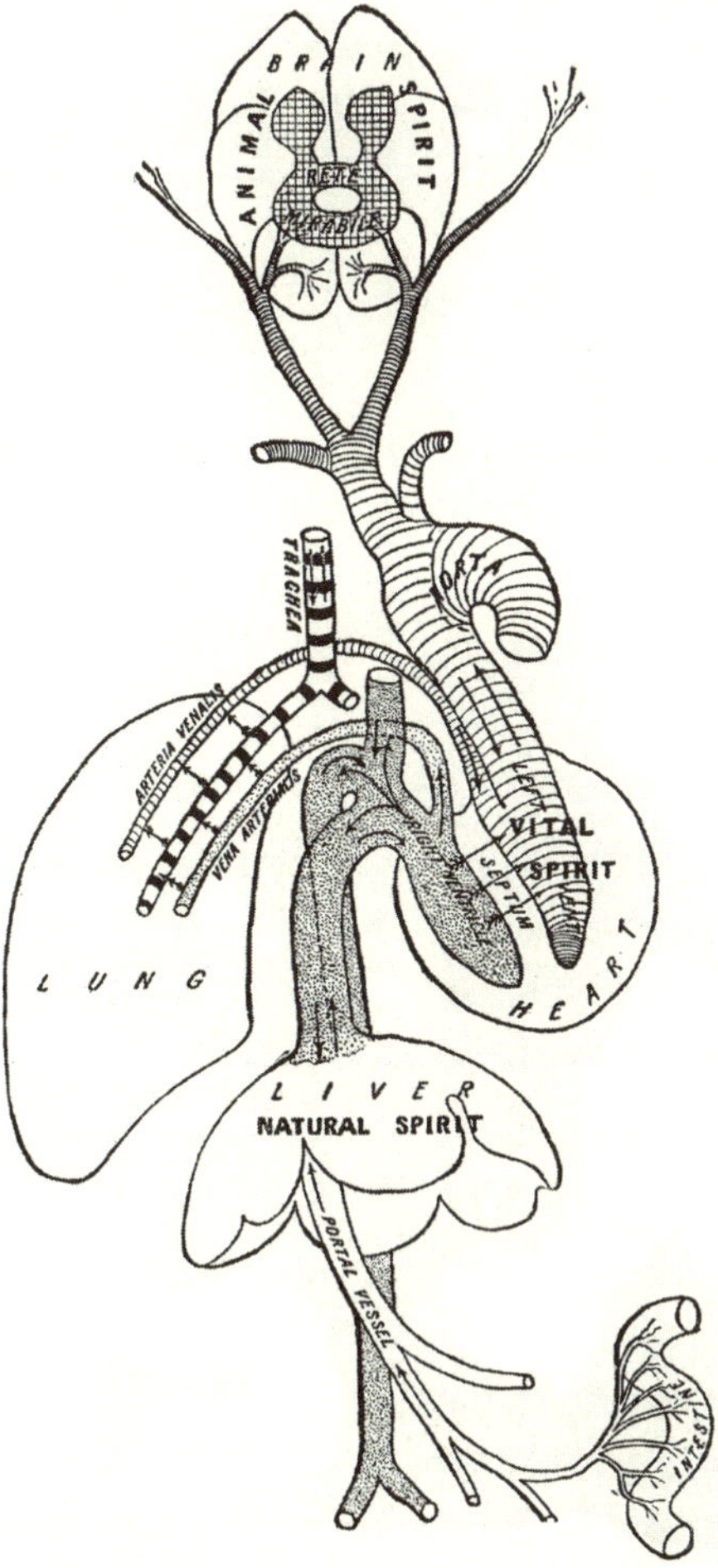


**図3**　ガレノスの生理学体系．ガレノスは，多くの基本的な生理現象を，肝臓，心臓，脳の三つの臓器に，３種の精気（自然，生命，霊魂）が分配される仕組みを通じて説明した．

人間の生理に関するこのモデルは、千年以上にわたって真理として君臨した。解剖学に関するガレノスの意見も同様に長期にわたって影響力を持った。この解剖学は、彼の咎《とが》ではないが、ブタ、サルなどの動物を対象に行われた。人間の解剖を禁ずることは、ガレノスがどうこうできることではなく、彼の唯一の間違いは、自分がどこから解剖学的知識を得たか読者に伝えなかったことである。この欠落により、ガレノス信奉者たちは、ガレノスが解剖してから人体の側が変化したのだと信じたが、一方でこの省略のため、自分の目を信じた進歩派にとってはガレノスを攻撃するのはいとも簡単だった。

ヒポクラテスとガレノスの間には、500年以上の年月があり、もちろん、多くの医者や治療法がその間に存在した。ローマには、マッサージ、温浴、冷浴、毛穴を弛緩・収縮させるその他の療法を強調する医者たちがいた。毛穴の異常な緊張状態は、病気の原因だと考えられた。独自の診療方法を採用する医者もいて、その中にはガレノスの席巻を免れて残る診療方法もあった。ヒポクラテスの弟子たちの著作が、それに続く数世紀を掌握したが、ガレノスはその死後の千年を完璧に支配した。この医学上の重要性だけでも研究に値するが、ギリシャ医学は、三つの基本理念を残し、これが近代に至るまで医学を形成した。

第一の原理は体液説であり、これはすでに述べた。第二には、薬草学である。医者たちは、病気と闘うにあたり、植物界に目を向けていた。とくに一人の医者が古代の薬物類を分類し、これは何世紀にもわたって有益であった。ディオスコリデス（紀元40頃～80年頃活躍）は『薬物学（マテリア・メディカ）』の著作を残した。これは、それ以前の薬草知識をまとめ、彼が発見した植物と薬効を加えたものである。動物由来のものも記述されているが、多くの古代とそれ以降の医者たちにとってと同様に、植物が大勢を占めた。植物からの成分で、汗を出したり、嘔吐や排せつを促したり、睡眠を誘ったり、痛みを緩和したりすることができた。多くの薬が、アヘンやヘレボルス根のように、長い時代にわたって使われる要素を持っていたが、古代医学の核をなす理論と違って、植物には地理的偏りがあるので、医者たちは自分で近くの森や茂みの中で探さなければならなかった。居住している地域に、ある種の植物がある場合には、それを持たない地域の人々に供給することができ、後には薬を輸出入することは、重要な商業となった。ガレノスは、ディオスコリデスの仕事を自分の膨大な著作に取り込み、ディオスコリデスの『薬物学』は、ルネサンス期に依然として高く評価された。

第三の遺産である病気に対する世俗的対応は、曖昧な概念であるが、それゆえに重要である。宗教と魔術が、医者や一般人の健康と病気についての考えに影響を与え続け、いまでも変らない側面もある。一方、遺された著作が高く評価された古代の治療者たちは、病気は自然との関係で理解されるべきだと考えていた。これは、古代の医者が宗教的でなかったということではない。ガレノスは、一神教の考えを持っており、後の注釈者たちは、彼の時代に盛んになりつつあった宗教運動、すなわちキリスト教を認めたと考えた。しかし、ヒポクラテスやガレノスが患者に対面したとき、彼らは病床で、治療をもたらすために、信仰ではなく、自分自身が持つ知識と技量に依存した。それにもかかわらず、過去と現在を問わず、現実には病気は、しばしば宗教的、道徳的枠組みで経験され、罪や罰、あるいは試練の結果とみなされる。ちょうど旧約聖書のヨブのように、「なぜ私なのか?」と考えてしまうのである。

このようなことがあっても、古代医学の枠組みが自然主義的であった事実を打ち消すことにはならない。「医師」や「薬」は、「自然」を意味する同一のギリシャ語に起源を持ち、健康と病気のときに身体がどう機能するのか、医者も患者も理解しようと試みた。ちなみに、医者の動機は好奇心であり、患者の動機は心配であった。

# 第2章
# 書物の医学

## 現存するという奇跡

よく考えてみると、古代の著作が残っているというのは奇跡である。ホメロスの叙事詩、プラトンやアリストテレスの著作、ガレノスの（不完全な現代版でいうと）20巻の著作を私たちが読むことができるというのは何と幸運なことだろう。手稿は、羊皮紙などに人間の手で丹念に書き写された。それは稀少で高価なもので、時の経過にさらされ、戦火にさらされることも、自然の劣化や、単なる不注意による破壊もあり得た。今日残っているものは、たいてい、原典から何世紀も時代が経ってからの写本であり、自分の手元に欲しくて誰かが作成したものである。概して貴重なものは残りやすい。より多くの写本が作られるという単純な理由からである。しかし、私たちに伝わっているものより、おそらく多くのものが消失したのであろう。古代最大の図書館博物館は、エジプトのアレクサンドリアにあり、何万もの巻物や羊皮紙の蔵書があったが、2世紀以来の度重なる破壊で衰退の一途をたどり、7世紀までには廃墟と化していた。

つまり、2000年あるいはそれ以上前の人々が考えていたことがわかるのは、名門の家や修道院や王室に仕えた無名の筆記者のおかげである。ヒポクラテスやガレノスその他の古代の医者たちの著作が、18世紀まで医療の根幹をなした。こうした古代の著作の賞賛、保存、注釈の時代として、455年のローマの滅亡からルネサンスと呼ばれる運動までの約千年を、医学史における一時期として扱い、「書物の医学の時代」と呼んでいいだろう。この章では、ラテン語を用いた西欧圏と、多言語を持った中近東などをあまり区別しない。後者には、ビザンチン、イスラム帝国があり、イスラムが大勢を占める地域でのユダヤ教徒やキリスト教徒の医学への貢献も含む。地理的にも文化的にも異なるものの、この広大な地域の医者たちは、共通項を持っていた。ギリシャ人の医学の知恵への尊敬と自分たちの医学の理論と実践をギリシャ医学に基づいたものにする欲求であった。もちろん自分たちで多くを付け加えていった。

5世紀から15世紀の印刷術の発明までのこの時代には、ギリシャ医学の伝統の保持とそれへの付加という重要な貢献とともに、医療・医学の構造に大きな本質的変化が起きた。そこから私たちの医学は三つの遺産を受け取っている。第一に病院、第二に医療従事者の階層的分類、第三に医学のエリートが学ぶ大学である。

**保存・伝達・適応**

古代末期のヨーロッパの医療は、古典語で書かれた書物を読めない人々が担っていた。それぞれの地域に、異なる伝統があり、定型化されていない看護や、魔術的・宗教的な療法や、迷信が支配的していた。キリスト教の時代の支配的世界観では、人はこの世の終わりを待ち、いずれにせよ病気は、摂理の一部であり、来る世の喜びに比べたら、些末なことだった。学識ある医者でも、古代の伝統を引き継ぐ4世紀、5世紀の書物を手に取り読むことができる機会はまれだっただろう。カエリウス・アウレリアヌス（4世紀から5世紀初期に活躍）は、医師ソラヌス（1世紀から2世紀に活躍）の著作にかなり頼って、急性疾患と慢性疾患に関する書物を編集した。カエリウスは、合理的で医学的洞察に富み、病気と治療法の概論として中世を通じて読まれた。たとえば、片頭痛や坐骨神経痛その他のよくある病気を描写している。彼の治療は概して穏やかなもので、坐骨神経痛への対処としてはマッサージ、休息、温め、受動的運動を勧めた。

西ヨーロッパで読まれ得た医学書は、他に、伝ガレノス作の怪しげな著作、ヒポクラテス派の『箴言』や、その他の古代の著作の断片であった。東方、ビザンチン帝国に、医学の重要な中心地が移った。その首都は現在イスタンブールと呼ばれるコンスタンチノープルだった。古代の手稿が多く東方に渡り、東方のキリスト教徒の医者たちがそれを保存し、翻訳し、注釈を行った。イスラムの興隆で、ビザンチン帝国は影響力も領土も失ったが、かわってイスラム支配下にはいったその土地が、古代医学集成の伝達にとって重要であることは変らなかった。

イスラムは驚くほど多言語文化で、多くのギリシャ医学の手稿が、イスラム支配下のアラビア語、ペルシャ語、シリア語などの言語でのみ残っている。8世紀末までに主たる翻訳の動きがあり、これが3世紀間続いた。中世イスラムの医学的伝統は、しばしば古代ギリシャ語のテキストの保存と伝達の通路のように考えられることがある。その中でギリシャ語の書物は、中東の諸言語に翻訳され、そしてラテン語へ、最終的には近代ヨーロッパ言語へと翻訳された。

しかし、単なる通路とみなすのは不十分な見解であり、中世イスラム医学は、間奏以上のものである。活気がある学識に富んだ医学文化が栄え、ギリシャ医学を自分たちの文脈に適合させ、新たな観察、薬剤、手順を加えた。イスラム医学の巨人としては、ラゼス（アル・ラージ、865頃〜925／932年）、アビケンナ（イブン・シーナ、980〜1037年）、アベロエス（イブン・ルシュド、1126〜1198年）らが4世紀にわたって活躍し、彼らがギリシャの思想を吸収解釈した著作群を生み出し、適切な変更を加えたうえで西欧に受け渡した。彼らはいずれも広い知識を持っていた。ラゼスは、今日のイランで活動し、錬金術、音楽、哲学の著作があり、医療実践は幅広く、診察での慧眼はその当時から非常に尊敬されていた。彼は初めて、はしかと天然痘を区別し（彼の判断でははしかのほうが深刻な病気だった）、旅人に伝授した医学的忠告は的確だった。

ラゼスと同じように、アビケンナも医学以外にも多様な興味を持つ人だった。アリストテレスから大きな影響を受け、医学書にもそれがうかがわれる。若くして才能が花開き、アビケンナはその波乱万丈の生涯に250点以上の書物を記した。彼の『医学典範』は、これまでに書かれた医学書の中でも最も博学な書物であるといわれる。医学理論、治療、衛生と、医療の外科的および薬学的側面に及ぶ5巻本である。ガレノス同様、アビケンナは、自分の才能を読者に躊躇いなく伝える人物であり、『医学典範』はギリシャ医学の知恵とイスラム医学の経験を論理的で整ったかたちにして取り入れ、包括した。これは総合医学教科書として理想的であり、ヨーロッパで、ラテン語訳で長く使われ、伝統的イスラム医学の学生にはいまでもあてがわれている。

アベロエスは、アビケンナと同じく、アリストテレス哲学に通じ、イスラム支配下のスペインとモロッコで活躍した。彼の主たる医学書（彼には哲学、天文学、法学の書物もある）は、百科事典的であり、アビケンナの書物と同様の方式である。英語では、「汎典」や「医学概説」と呼ばれ、7部からなる書は、解剖学から療法まで、医学全般に及んだ。これがラテン語に翻訳されて、中世後期のヨーロッパの幾世代もの医者たちに、ガレノス主義とアリストテレス主義が複合したかたちを示した。

イスラムの医者たちが古代の書を中東の言語に翻訳したように、その翻訳をラテン語に翻訳し直すことをコンスタンチヌス・アフリカヌス（1098年以前没）が先鞭をつけ、多くの学者がそれに倣った。そうして新たにラテン語で読めるようになった書物が、有名な南イタリアのサレルノの医学校（1080年創立）に始まりヨーロッパの初期医学校でのカリキュラムの基幹となり、その後の数世紀にわたって中世の大学の医学部で採用された。

## 病院・大学・医者

「病院」とは何か。この近代的施設はさまざまな起源をたどることができる。ローマ人たちは、病傷兵を収容し、手当するための「病弱者棟」と呼ぶ特別な建物を持っており、その一つは西暦9年頃に遡る。それより少し早い時期には、病気の奴隷（奴隷は大事だったのだ）が一緒に収容されていた。こうした施設は、できるだけ多くの病床とそれにかかわる設備を備えていたが、一般には特定の戦役や病気の流行による必要に応じるもので、近代的な常設の施設という意味合いはなかった。

「病院（ホスピタル）」の語は、「ホスピタリティ（おもてなし）」、「ホステル」、「ホテル」と同語源である。キリスト教世界では、初期「ホスピタル」は宗教施設であり、聖職者が維持する避難所でもあり、巡礼をもてなす場でもあったが、貧者のための施設でもあった。修道院のように、「病院」では、特定の医学的手当てが行われ、病弱者を収容することがあるものの、その機能は、明白に医療というわけではなかった。これは西欧よりも近東でよく見られ、また規模も大きかった。たとえば、エルサレムには550年までに200床の病院が現れた。そして、今日のヨーロッパの風景にも、だんだんと散在するようになった。今日のヨーロッパの有名な病院の多くが、中世まで起源を遡ることができ、その名前をみれば宗教的起源が思い起こされるだろう。パリのオテル・デュー（神の家）、ロンドンの聖バーソロミュー病院、フィレンツェのサンタ・マリア・ヌオヴァ（新聖マリア）などだ。

イスラム世界では、11世紀までに病院は規模が大きくなり、重要性を獲得した。そこには、眼病患者のための病棟、狂人のための病棟など特別な部署があって、医療を学ぶ学生を集めていた。おそらくキリスト教世界のものよりも明確に「医学的」であったが、博愛的で、流行病のときには隔離機能を持った。共同体の指導者たちは、とくにペストとハンセン病の二つの病にこれを使った。隔離病院（ラザレット）は、ルカによる福音書のイエスのたとえ話で、腫物を犬がなめる貧しい男の名前ラザルスからその名がきている。これは、古くはハンセン病の診断を受けた人のために使われ、黒死病の後にはペスト対処に使われた。中世キリスト教国にみられた暴力性と愛の組み合わせを、ハンセン病ほど的確に捉えた病はないだろう。診断されるだけでも、それも現代の医者であれば他の病名を言うであろう状態であっても、まったくの社会的追放状態となり、法的には死亡と同様で、患者の配偶者は離婚が許された。この病の犠牲者は孤独と物乞いの生活に身を落とし、たいてい隔離病院に閉じ込められ、出かけるときには、音を出す器具（ハンセン病者に馴染みが深いガラガラ）を持っていく必要があった。通行人に身体的汚染、そして道徳的汚染の源が来るということを知らせ警戒させるためだった。一方で、修道僧、尼僧、その他の信仰心の篤い人々がこの追放者たちとともに暮らし、彼らに奉仕した。

12世紀から14世紀に、ヨーロッパ各地でハンセン病の診断は珍しくなかった。ハンセン病の衰退は、狭いところでかたまって暮らす人々がとくに黒死病とその後のペストの流行の犠牲になりやすかったという事実によるものかもしれない。ペストは急性の病気であり、快復する人がいる一方、ハンセン病は慢性的で一般に一生続く不治の病であり、病としての違いはあったが、多くのハンセン病院がペスト病院として利用された。とくに南欧のペスト病院は、17世紀にヨーロッパからペストが消えると、他の状況に対処する病院に変わっていった。中東では、ペストが継続し、ペストの流行が予想されると、旅行者などの移動者の検疫の場になった。

医学にとって重要な施設として、大学がある。11世紀末につくられたサレルノの医学校は、まさしく医者養成学校だった。数世紀後に大学で医者を教育するようになり、それがヨーロッパに広まった。12世紀末から13世紀にかけて、まずボローニャで医学教育が始まり（1180年頃創設）、そしてパリとサラマンカが続いた。15世紀末までには、ヨーロッパ各地に50の大学が創設された。大学にはさまざまな学部があるが、医学部は、多くが創設当初からあり、人文学、哲学（現在、科学と呼ばれる学問も含む）、神学、法学に加えてつくられる場合もあった。多くの医学部は小規模で、卒業生は一握りであったが、この動きによって学問的医学と高等教育を受けた医者が生まれた。そこは「書物による医学」の完成された姿であり、教えはおもに古典古代とイスラムの著者たちの書物に頼り、実地の訓練や実験よりも、討論が重視された。

新たに大学の教育を受けた医者が誕生した結果、内科医という19世紀まで続く医療従事者の階層が形成された。内科医たちは、大きな費用と長い期間をかけて大学が提供する教育を受け、紳士的地位を得て、長くこれを誇りにした。（ロンドン王立医師協会の会員が、診察費の支払いを求めて訴訟を起こすことができるようになったのは、１９９０年代のことだった。金銭への関心は、紳士的と見なされなかったからである。）紳士であるので、単純な手仕事は彼らがするべき仕事ではなく、そういうことは、外科医と薬種商が行うものだった。この二つの職業はすでに存在していたが、大学の到来に伴って明確なかたちを得た。外科医も薬種商も、徒弟制度により訓練を受けるか、年長の職人から技量を非公式に習っていた。これがヒポクラテス流であったが、社会的に（そして一般に経済的にも）低い階層に甘んじることになった。

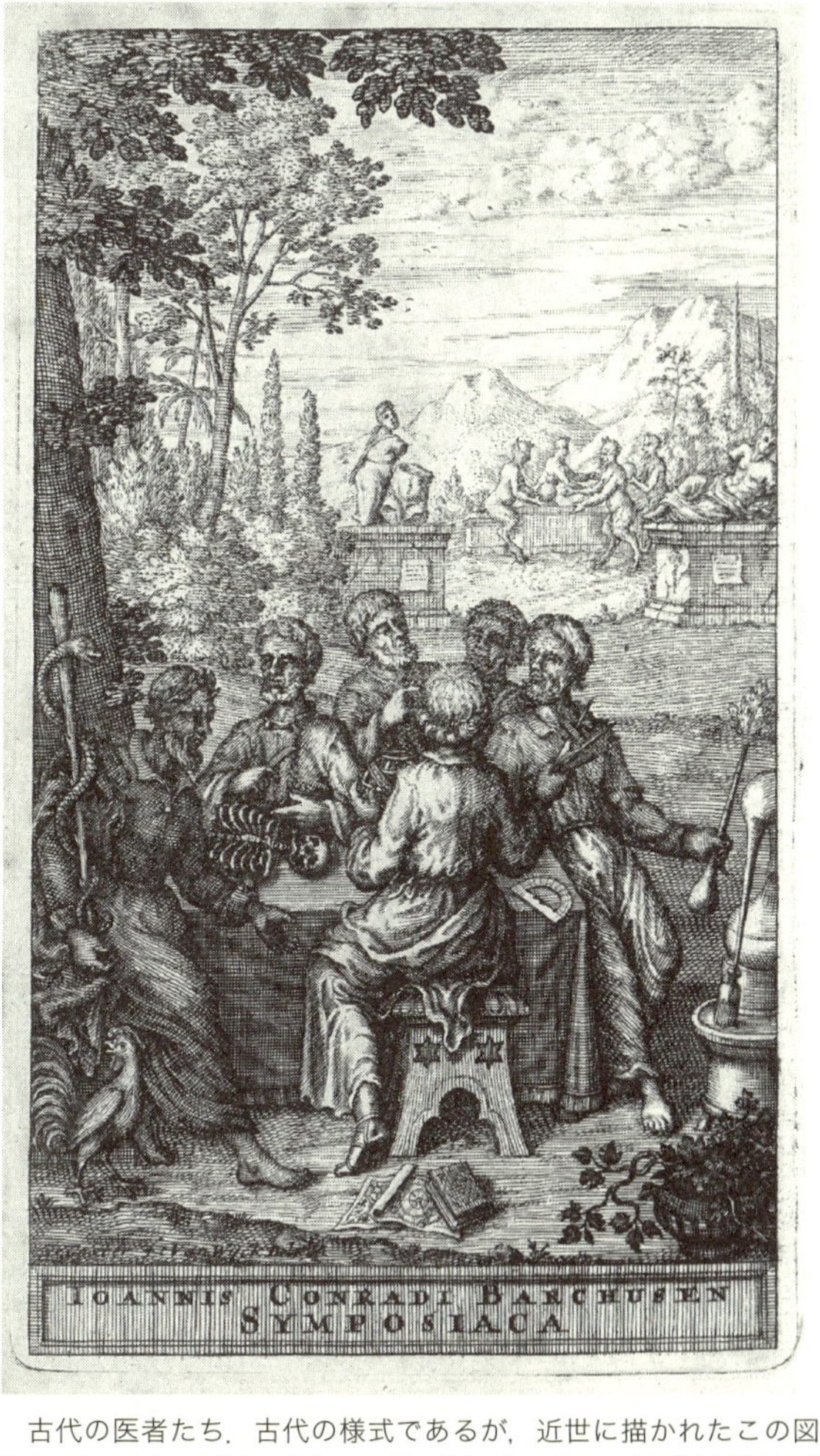


図4　古代の医者たち．古代の様式であるが，近世に描かれたこの図では，アスクレピオスが医杖を持って左手におり，ガレノスが骸骨を調べている．

一方で、ラテン語を読み、ガレノスやアビケンナの細かい差異を論じることができる内科医が高い地位を得た（図4）。

大学で学んだ外科医も中にはいたことは確かであるし、学問と富を持つ外科医や薬種商もいた。境界は、いつも固定したものとは限らず、地方部では多くの内科医が自ら薬を調合し、外科も受け持った。一般医としての機能を果たしていたということである。しかしながら、都市部では、3種の職業の分業は保持され、内科医の協会や大学の医学部が、それにかかわる規制を行っていた。都市部の外科医は、肉屋、パン屋、ろうそく屋など手仕事をする職業と同じようにギルドを形成した。医療の規制はまちまちだったが、医療が3種の階層からなるというイメージは、人々の間に長く残ることになり、医学知識が発展して医者が成せることに大きな変化がもたらされるまで続いた。

## 解剖学の発見

ガレノスをはじめとする古代の学者や、アラビアの学者たちは、人体内部の構造と機能について多くを語っていた。古代以来、重要人物の突然死や不審死の場合などに行われた死体解剖により、人体を切り開いたときに、どのように見えるのか、明らかにされていた。にもかかわ

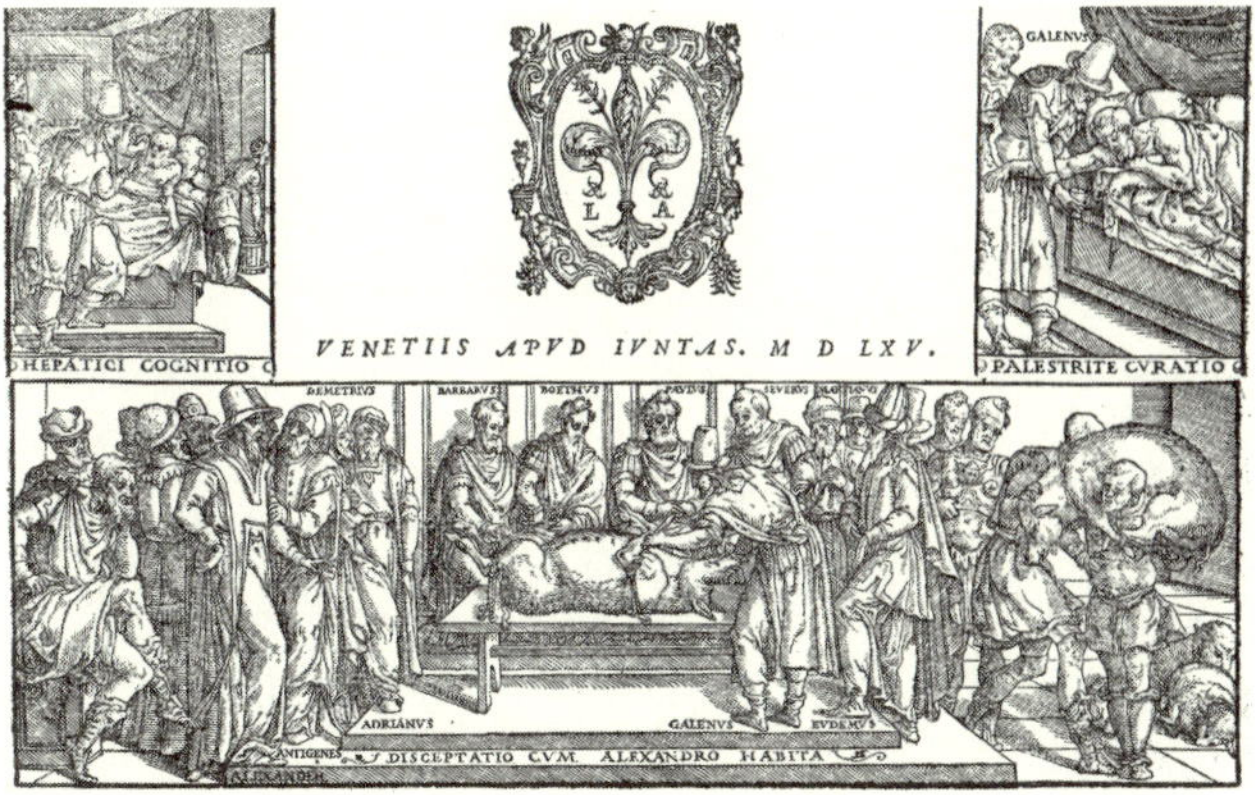


**図5**　ガレノス．1565 年版ガレノス著作集の挿絵．ガレノスの解剖学の知識が，ブタの解剖で得られていたことを示している．古典古代の人物たちの多くが，素知らぬ様子で興じているように描かれているが，これはルネサンス期の典型的な公開解剖を思わせる構図になっている．

らず、14世紀に医学部が始めた公開解剖は、大胆な行動だった。頻繁に、（たいていは死刑になった罪人の）死体を身分の低い者が解剖し、教授がガレノスなど先達の書物から該当箇所を読み上げた（図5）。この作業全体を「解剖」と呼び、気温が低くて死体の腐敗が遅い冬に行われる行事だった。身体の部分を開いていく順序は、腐敗の早さによった。最初は腹部、そして胸部、脳、四肢の順だった。

最初の公開解剖は、１３１５年頃にボローニャで、モンディノ・デ・リウツィ（１２７０頃〜１３２６年）によって行われ、この人物は１３１６年頃に近代最初の解剖学書を書いた。解剖が珍しくなくなるのに１世紀ほどかかったが、これは、死体確保が難しく、医学教育が理論を偏重したためでもあった。しかし、15世紀以降は、頻度があがり、より多くの解剖が行われ、より多くの書物が人体解剖に向けられた。ルネサンス期の芸術家たちは、人間の身体の内側と外側の双方がどう見えるのか、知ろうとした。レオナルド・ダ・ヴィンチ（1452〜1519年）の解剖図は、（いまではこの時期の最も有名なものであるが）世に知られることなく、そのため影響を与えることもなかった。

初期の解剖学者で最も偉大なのは、ベルギー生まれのアンドレアス・ヴェサリウス（1514〜1564年）であり、パドヴァの解剖学および外科学教授だった。彼の偉大な書『人体構造論』（1543年）は、文章よりも図版が重要な役割を果たした最初の医学書である。

ヴェサリウスは、自分でも解剖を行い、単にガレノスを読むだけではなかったので、人体が必ずしもガレノスが描いた通りであるばかりではないことに気づいていた。彼より前に同じように考える人々がいたが、ヴェサリウスは、初めのうちは自信なさげに、そして確信を得るに従い、自信満々に、それを言葉で表現した。また、彼のガレノス批判は、言葉による表現だけ

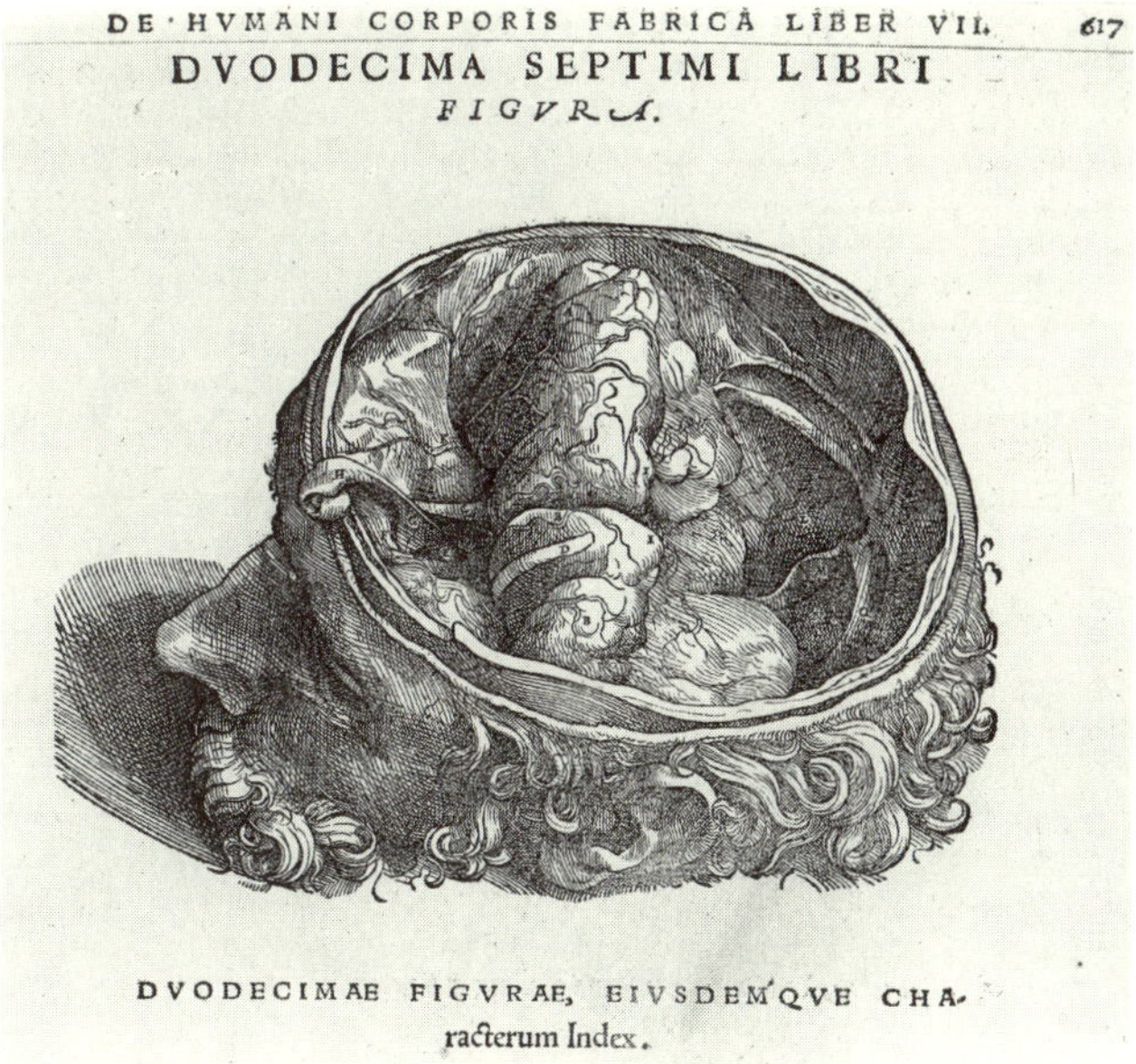


図6　有名な筋肉組織の人体の他にも，ヴェサリウスの『人体構造論』（1543年）は，人体の他の部分も描写し，常に劇的に提示した．

でなく、大型本の見事な図版で示された。たとえば、心臓の左右の心室の間の壁は、（ガレノスの生理学では血液が通り抜けるのであるが）血液が通わないような厚みを持っているということや、人間の肝臓には、ガレノスは4つか5つの葉がある（ブタなどの動物を解剖して得られた結果である）というが、事実は異なっているということである。また、胸骨、子宮などの解剖学的構造をヴェサリウスが初めて正確に描写した（図6）。

解剖学の歴史は、ヴェサリウス以前とヴェサリウス以後に分けられる。これは、ヴェサリウスの書物の直接の影響を誇張するかもしれない。なぜなら、彼は出版から間もなく、パドヴァと解剖学を離れて、スペイン宮廷での高い報酬と栄誉ある職に移っていったからである。しかし、16世紀半ばまでには、解剖学の革命は軌道に乗り、古典を子どものように信用するのではなく、自分の目でみたいと思う欲望が広く共有された。

解剖学は、3世紀ほどにわたって、医学における諸科学の女王であった。また、社会的知的変革の触媒であった印刷術から、多大な恩恵を受けた医学知識の分野は他にない。ドイツの職人、ヨハネス・グーテンベルク（1400頃~1468年）が1439年に、ヨーロッパで初めての活版印刷を導入した（中国ではすでに使われていた）。人間の生活全般への衝撃は計り知れない。初期刊行本（1501年以前に印刷された本）の中で、聖書、神学書、古典古代の著作やその訳本が多くを占めたが、医学書の存在も大きかった。そして書物は大量に印刷されるようになり、ごくふつうの医者でも数冊を所有することができるようになった（図7）。

文字に加えて、木版と版画で書物に図版を載せることができ、人々は人体について文字を読むだけでなく、部分ごとに視覚的に確かめることができた。ヴェサリウスの『人体構造論』

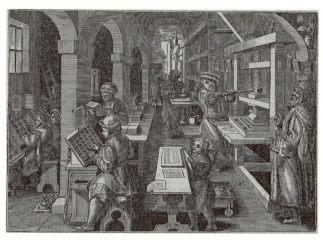

図7　1580 年頃のストラダヌスによる木版画をヴィクトリア時代に版画にしたもの．出版の段階を追って，植字し，インクをつけ，紙に印字し，校正している．

は、最初の図版付き解剖学本というわけではなかったが、解剖学的正確さだけでなく、演劇的な芸術性でも規範になった。その後の数世紀、解剖学は、近世医学の深い逆説を結晶化した。一般の多くの人々にとって、解剖学は、嫌悪感をおぼえる行為だった。解剖は、道徳的に人を貶め、嫌気をもよおすものであり、残酷なものとみなされた。死体の供給は、ふつうは墓暴きと死体泥棒により、ときには殺人を伴い、違法な手段によって得られる裏取引の世界だった。保存技術が発達するまでは、実際に臭いものであり、病的に甘いホルムアルデヒドの匂いが、近代の医学生の肌や服にしみついて、通りを歩けば医学生だとわかるということになった。

すなわち解剖は、一般の人々が持つ医学のイメージにとって悪いものだった。その一方で解剖は、精密で高価で美的な図版を持つ書物の主題でもあり、その最上位のものは、通人が購入した。医学生は、粗末な図版しかない安価で小さな教科書を使った。芸術と科学、知識と表現をこのように組み合わせた学問は、医学の中でも解剖学に勝るものはなかった。次第に、(本来汚い手仕事を避けるはずの内科医志向が強い人々も)好奇心が紳士的体面に勝り、解剖を行うようになった。初期近代の解剖学の重要人物たちは、たとえば、ガブリエレ・ファロピオ(1532〜1562年)、アクアペンデンテのファブリキウス(1533〜1619年)、フレデリク・ルイシュ(1638〜1731年)、ウィリアム・チェゼルデン(1688〜1752年)、ウィリアム・ハンター(1718〜1783年)のように、外科や産科学にかかわり、ウィリアム・ハーヴェイ(1578〜1657年)のような好奇心にあふれた内科医は、自分の手で解剖を執り行った。ハーヴェイの血液循環発見を知らせる偉大な論文(1628年)は、じつは、動物の心臓と血液の運動についての「解剖学的研究」と題している。

この時代の医学的(外科も含めて)実践の性質を考えると、医者たちは実際に使う以上の解剖学を学んでいた。しかし、身体の部分は見て確かめることができるので、理論的詳細よりも、解剖学的構造で意見を一致させるほうが容易だった。それに、解剖学は進歩が手に取るようにわかる学問だった。新たな部分が常に指摘された。乳糜管、血管弁、トマス・ウィリス（1621～1675年）にちなんで名づけられた脳の基底部にある動脈吻合「ウィリス環」などである。17世紀初めまでには、ガレノスに従う解剖学者はほとんどいなくなり、この時期には、さまざまな学問分野において、古代と近代の知識のどちらに軍配があがるか広く議論になり、スイフトはそれを「書物戦争」と風刺した。解剖学は、疑いの余地なく近代が勝利した部門である。

## 化学・自然学・臨床

「自ら確かめよ」の命によってもたらされた解放は、自然哲学や医学の多くの側面に影響を及ぼした。ルネサンス期は、のちの歴史家が科学革命と呼ぶ時期にあたる。これは、天文学、宇宙論、物理学など諸科学および医学に影響した。最も医学に影響を及ぼした自然科学は、化学と物理学であった。

医学の世界で化学を重視する運動は、スイスの変人にして天才パラケルスス（1493頃～

1541年）に始まる。パラケルススは、弟子たちが使っていた呼称であり、本名は、セオフラスティス・フィリプス・アウレオルス・ボンバストゥス・フォン・ホーエンハイムといった。「パラケルスス」という名の由来は、真偽は必ずしも定かでないが、「ケルススよりも偉大」（ケルススは、影響力を持った医学概論を書いたローマ人である）を意味する。これは、起伏に富んだ彼の人生の、とくに鮮明で重要な二つの特徴のうちの一つを物語る。それは、医学（および科学）は、近代人によって基礎から再び築かれなければならないということを彼が情熱的に信じていたことである。ヒポクラテスやガレノスの知恵の価値をほとんど見出さず、バーゼルで短期的に教授職に就いていたときにはガレノスの著作をこれ見よがしに焼き捨てた。新たに興ったプロテスタントに改宗することはなかったにせよ、パラケルススは自分が若い頃に、マルティン・ルターが起こした知的感情的激動の影響を明らかに受けていた。パラケルススは、学識は書物ではなく自然の中に見出されるべきであると繰り返し言った。彼自身は多くの書物を書き、その多くが存命中に出版されていたということも言い添えておこう。ひょっとしたら、学識を得られるのは、先達の書物ではなく、自分の書物においてであるという意味で言っていたのかもしれない。

後世に残った彼のもう一つの貢献は、化学の重視である。化学は人体の働きを理解する方法であり、病気を治療する薬の源であると彼は考えた。彼は治療に、伝統的な植物も利用したが、水銀やヒ素といった金属を使い、彼に追随した人々は、医化学派（イアトロ＝ケミスト）と呼ばれて、パラケルススの方法を受け継いだ。彼は、疾病が身体の外にあると考えた。しかし、それを細菌理論の先駆と記述することは適当ではなく、自然の働き方に関する神秘的錬金術的概念から発したものである。さらに、この特異な人物の思想は生存中に論争を巻き起こすだけでなく、死後も論争の的になった。彼の追随者たちは、1世紀以上にまたがり数多く現れ、医学の理論と実践を化学の言葉で書き直そうと試みた。

他に、医物理派（イアトロ＝フィジシスト）というグループが、少しのちの時代に、天文学と物理学の功績を踏まえて、身体はすばらしい機械装置であると考えた。医化学派が消化を化学的過程とみなすのに対して、医物理派は消化は機械的粉砕と考えた。後発のこのグループは、筋肉の動きを分析し、収縮による力を計算し、人間の生理を可能な限り数学的に捉えようとした。彼らの英雄はガリレオであり、のちにはニュートンであり、アリストテレスの宇宙観をずっと強力なモデル（そこでは物質と力は計測すべき重要なものである）で置き換えた人々だった。宇宙を通じて作用し、多くを説明する力としての引力というニュートンの概念は、18世紀を通じて、医学でも同じような原理を探し求める刺激となった。

新たな探究の時代は、医学（および科学）に沸き返るような活気をもたらし、さまざまな理論が現れて、人々は楽観的になった。健康と病気の理解のしかたが劇的に変わったが、医者が患者を治療するにあたっての変化はあまり目立ったものではなかった。確かに、パラケルススとその追随者が導入した化学物質は概ね新奇なものであり、梅毒が蔓延していたために、水銀が医薬の世界で大きな存在感を持っていた。1490年代にヨーロッパに梅毒が嵐のように襲いかかり、これはまず最初にナポリで現れた。コロンブスとともにスペイン人傭兵隊が新世界へ渡っていたので、コロンブスにより新たな病気が輸入されたと考えるのが自然な結論だった。歴史家たちはこれについて未だに論争しているが、15世紀末から16世紀初頭の梅毒は、毒力と感染の速さにおいて新たな疾病らしく振る舞った。梅毒による発疹のため、皮膚病治療として標準的だった水銀が使われ、症状を和らげる効果があると考えられた。患者は水銀中毒になり、唾液が多く、歯が抜けるなど副作用も激しかった。患者の息は金属臭くて隠し難く、教皇も、芸術家も、医者も患い、性病が早くから疑われ（性器の病変が初期の徴候である）、南米からの癒瘡木の皮の到来で金銭に余裕のある人はこの療法を好んだ。これにより、梅毒が新世界からやってきたことが裏付けられたかたちになった。なぜなら、神は人が容易にみつけられるように、病気の源泉の近くに療法を置かれると考えられていたからである。

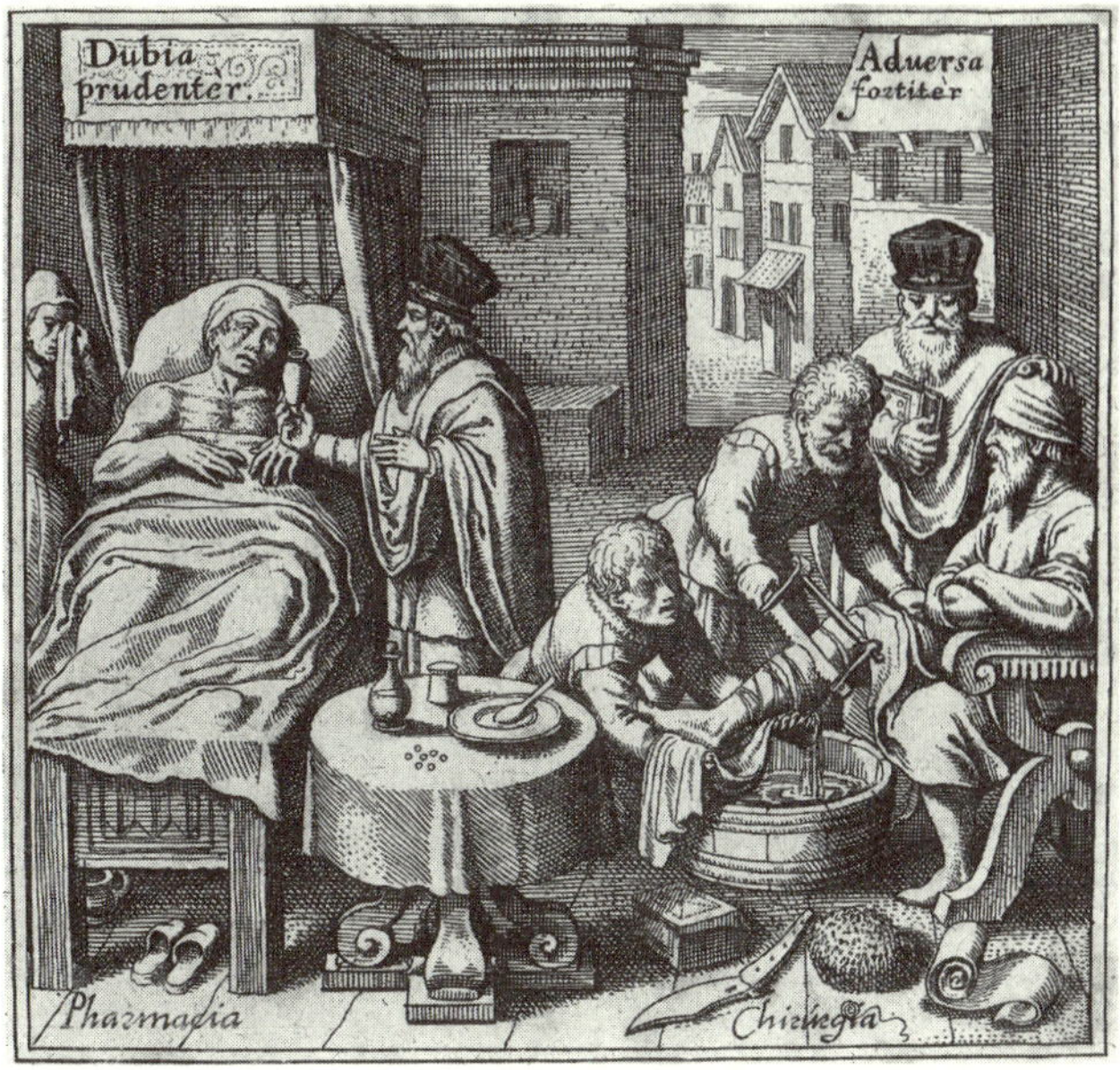


図8　1646年のこの版画では，内科医と外科医の社会的地位と医学的機能の違いが示されている．左手では，礼装をした内科医が病床の患者に薬を手渡している．右手では，男性の脚を切断している（実用的な服装をした）外科医の作業を内科医が監督している．

こうした新たな病と新たな療法にもかかわらず、多くの場合に患者に与えられるものを、ヒポクラテスその人が見ても驚かないと言われるくらい事態は変わっていなかった（図8）。瀉血、催吐剤、下剤、その他体液説関連の療法全般が主たる医療であり続けた。言ってみれば、ガレノス星はきらめきを失ったが、ヒポクラテス星は依然として光り輝いていた。17世紀の臨床医の中では、トマス・シデナム（1624〜1689年）が尊敬を集めている。彼は「英国のヒポクラテス」と呼ばれ、医学の父が行ったと考えられた経験の技の医学に立ち返ろうとした。医学は、病気の丹念な臨床的描写をするべきだと彼は書いた（痛風、ヒステリー、天然痘などを鮮やかに彼は記している）。確実に病気を正しく診断することができれば、療法は経験的に見つけ出せる。彼は、新世界からの療法であるキニーネ（場合により「ペルーの樹皮」とか「イエズス会士の樹皮」などと呼ばれる）を間欠熱の治療に使おうという動きに重要な役割を果たした。

シデナムは、キニーネを用いた経験で病気の概念そのものをまったく変えた。ヒポクラテス的体液説を依然として持っていたが、キニーネは間欠熱を根本から治癒するように思えた。これは、この一つの病気のすべての患者に対して劇的に効果があり、「特効」があると思われた。病気も、植物学者が植物を分類するように分類でき、また病気の変種と個人が持つ症状は、スミレなどの花が変異しているのと同じように偶発的であると考えるに至った。彼が次のように書いたのは有名である。

> 自然は、病気をつくるにあたって、一定で一貫性があり、違う人にあって同じ病気は概ね同じ症状を持つ。ソクラテスのような賢者の病気に観るのと同じ現象を愚か者の病気にも観察できる。

シデナムの考え方は、臨床的思考の転換点と考えられる。そして次の時代の医者たちは、病気を分類しようとした。さらに重要なことに、病気と病気を患っている人間を分けて考え、特定の療法が合理的となるような、それぞれの病気の誰にでも通用する特徴を同定するという近代的過程が始まった。皮肉にも、シデナムは自分を良きヒポクラテス派そのものだと見なしていたが、彼の思考法は、近代医学のジレンマを表している。患者一人ひとりが固有の個別性を持つと考えながら、科学に根付いた診断と療法の一般的発見を利用するというジレンマである。

## 啓蒙主義の医学?

シデナムの名声は、彼の死後も続いた。彼の著作は、依然として共通語の役割を果たしていたラテン語で出版され、英語、仏語、独語、西語などヨーロッパ各国語に翻訳された。18世紀の最も著名な医学教授であったヘルマン・ブールハーフェ（1668〜1738年）は、講義でシデナムの名を出すとき、必ず帽子を持ち上げ敬意を表したというのは有名である。ブールハーフェは、40年以上にわたってライデン大学の重要な学者であり、ヨーロッパ各地から学生を集め、エディンバラ、ウィーン、ゲッティンゲン、ジュネーヴなどの教育の行方に影響を与

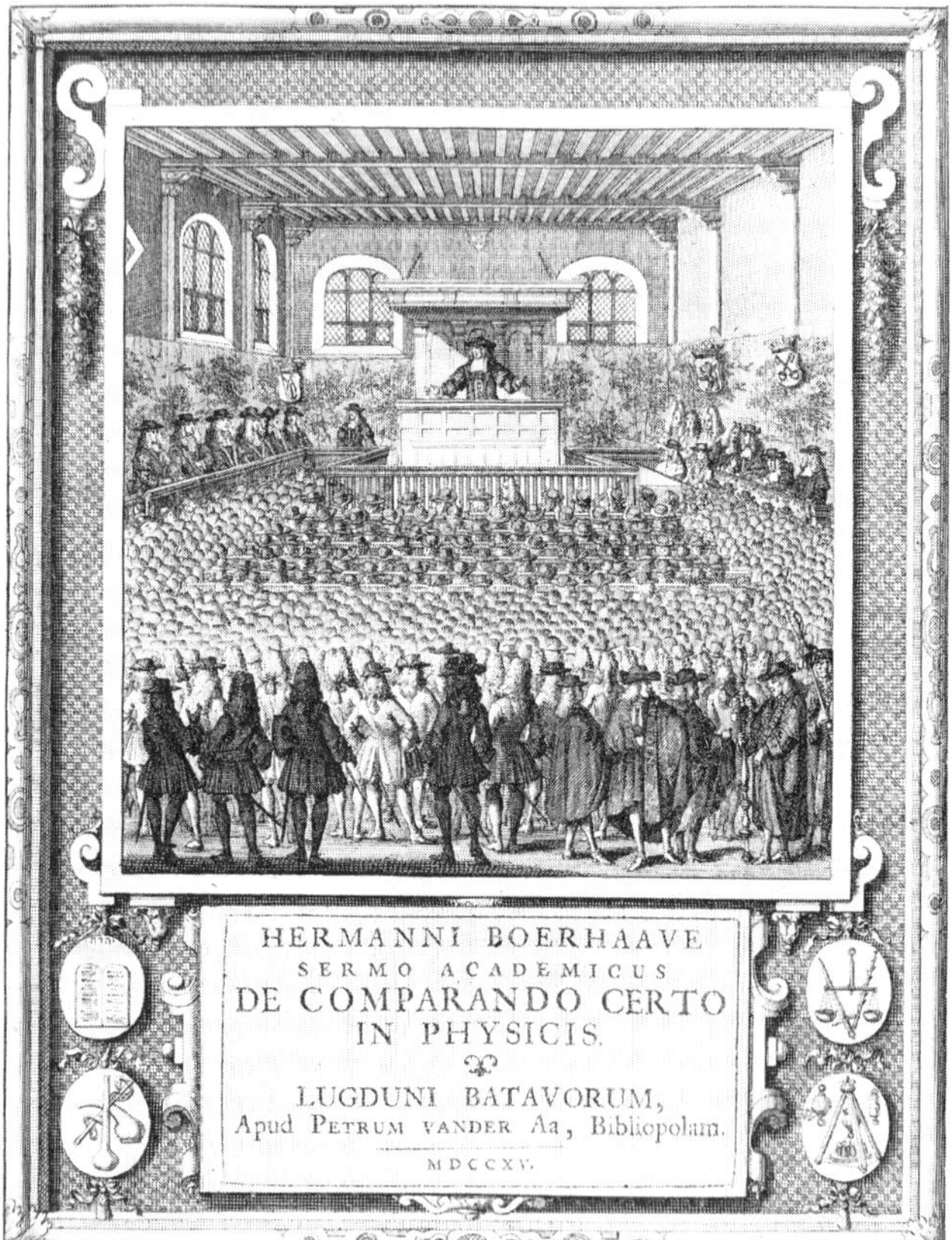


図9　ヘルマン・ブールハーフェは当時最も有名な医学教授であった．多くの若い医師を教えたとはいっても，描かれているほど多くの人々が彼の講義を聞いていたということではないであろう．

えた（図9）。

ブールハーフェは、化学、物理、植物学などの学問から医学思想を学び、知的には折衷主義的であったが、卓越した常識と診断力を持っていた。彼は、講義も臨床指導でも名高く、広く医療の実践にもかかわり、迷える医者とか、心配でならない患者を相手に、依然としてよくみられた手紙による診察も手広く行っていた。また、重要だったのは、解剖学、植物学、性病についての夥しい数の出版物に加えて、化学、治療術、医学での一連の教科書を執筆したことである。彼の強みは根本的原理にかかわる発見というよりも多様な意見を統合することにあった。とはいっても、2世代あるいは3世代にわたる医者たちに影響を与えた。彼が自然界を愛したのは事実であった（とくに植物園を好んでいた）が、彼は書物による医学という学問的伝統の一部であり続けた。彼にとってヒポクラテスは依然として重要な医者であり、17世紀に勝ち取られた医学の進歩を信じつつも、事実と医学の方法を過去に求めることを続けた。

ブールハーフェの学生たちの中には、18世紀の最も有名な博物学者のカール・リンネ（1707〜1778年）がいた。リンネのもと、分類は前衛的科学の性格を持ち、彼が組織的複名法という体系を導入し、生物を属と種で認識することとした。リンネは、自然界の物、とくに植物を秩序立てることに生涯をささげた。彼は、自分を第二のアダムとみなした。最初のアダムは、エデンの園の動植物に命名するという仕事を持った。リンネが医学教授であったウプサラは、エデンではないが、学生たちを多くの異郷への探検に遣わし、学生たちは（生き残れば）殊勝にも彼が分類できるように、生物の標本を持ち帰った。リンネは疾病の分類も行ったが、彼の疾病分類学よりも影響力があったのは、啓蒙主義時代のモンペリエ医学校のフランソワ・ボワシエ・ドゥ・ラ・クロワ・ソヴァージュ（１７０６〜１７６７年）やエディンバラ医学校のウィリアム・カレン（１７１０〜１７９０年）、英国ミッドランドのリッチフィールドなどで詩人、植物学者、発明家、医者として活躍したエラスムス・ダーウィン（１７３１〜１８０２年）などだった。こうした疾病分類学は、緻密なもので、症候や原因よりも、私たちなら症状と呼ぶものにおもに依拠していた。発熱は、それ自体で病気だと考えられていた。最も特徴的なのは、特徴や強さや場所により痛みが詳細に分類されたことである。

このような病気の位置づけ方は、啓蒙医学の際立った側面である。ヒポクラテス派の伝統を継続した患者志向型の医学であって、患者が語る感情や症状に依存して診断し、このシナリオでは、医者と患者の出会いを患者がリードしていると歴史家たちは表現している。このことを強調しすぎてはいけないのは、19世紀とそれ以降の医学がおしなべて医者に支配されていると決めつけてはいけないのと同じである。しかし、現代の診断方法以前には、患者は血圧や血糖値が高すぎるとか、低すぎるとか、胸のレントゲンに怪しげな影があるとかいった悪い報せを持って帰ることはなかったであろう。旧体制では、患者と患者がかかった医者は同じ言葉を話し、病気とその原因について類似の概念を持っていた。患者に予後が与えられて、良い場合も悪い場合もあったであろうが、それは患者がそもそも医療を求めることになった症状と直接関係があるものだった。

啓蒙主義の医療についてさらに二点述べておこう。まずこれは、医学の世界でも目覚ましい医療企業家精神の時代だった。健康が問題となり、人々は健康のためにお金を使った。このことは、野心的な（あるいはよこしまな）さまざまな類の治療者が、医療市場で自分の居場所をつくり上げることができたということだ。「ニセ医者」と「正規」の区別は必ずしも簡単ではなく、多くのいわゆるニセ医者が概して当時の医療の文化の世界観の中で機能し、「正規の医者」は自分の療法を宣伝し、秘法を使い、悪名といえども鳴らせば注目を集め、患者を募ることができた。その点で、現在の代替医療とは大きく違っている。それはふつう、健康と病気について正統とは異なる因果関係を見出しているからである。ニセ医者はそれぞれ病気の原因についていて、あるいは治療法について独特の概念を持っていたかもしれないが、しばしば医学の重要な歴史的人物に倣う姿勢を見せ、ヒポクラテスやガレノスは彼らの広告によく使われていた。パラケルススは顕著な例外であり、医学理論だけでなくその伝統すべてを拒絶した。パラケルススの志向は、自らを歴史から切り離すことにあった。それに対して、たいていのニセ医者は、一般的なもの、伝統的なものに頼った。それにより、効能を約束し、商品やサービスを考案して、狡猾に自分の利益をはかった。

啓蒙時代の医学の第二の特徴は、活発な楽観主義であり、それによる企画と組織が時代を特徴づけた。病院が次々と頻繁に建てられ、ヨーロッパ中で従軍医療が改善され、慈善に基づく医療活動がよくみられた。医学上の進歩を含め、進歩することが当然のこととみなされ、医者も患者も、未来の医学は、過去や現在の医学よりもさらによいことができるだろうと信じていた。同時に、学識ある内科医も外科医も依然としてヒポクラテスやシデナムを仰ぎ、啓発されるだけでなく、情報や模範をそれに求めた。ブールハーフェやカレンにとって、医学史は尚古的興味ではなく、実用的知恵の源だった。19世紀には、旧式の医者は歴史にこだわり、新たな世代の医者は未来に目を向けるようになっていった。

# 第3章
# 病院の医学

## 「フランス万歳」

「病院医学」は、医学史家にとって特別な意味を持つようになった。「病院」は、中世初期に現れ、「医学」は医療の実践の意味ではさらに長い歴史を持っている。にもかかわらず「病院医学」とは、フランスの、とりわけパリで、1789年と1848年の二つの革命にはさまれた時代に医療界で盛んになった価値観を端的に表すものである。これは、パリが医学のメッカになった時代である。パリの病院が中心となり、パリの医学教育と医療の実践を支配した道具や態度が西洋全体に影響を与えていた。

このフランスの時代は、「医学革命」と呼ばれることがある。政治上の革命から生じているので、適切な呼び方である。教育体制や、医療の手順、医師─患者関係を詳細に探究すれば、前例があるので、歴史家たちは医学の革命というより医学の発展と論ずるであろうが、1840年代の医者たちは、数世代前の医者たちにはなかった新たな自信を得たという事実は消せない。また、これはたいていパリの影響によるものである。

多くの革命がそうであるように、パリの医学革命も小さく始まった。「恐怖政治」の激動の時期には、それを予期できるような気配はほとんどなかった。革命側の政治的、軍事的勢力が力を得るにつれて、医学を構成してきた諸制度、すなわち内科医、外科医、病院、旧体制のアカデミーと大学医学部は、アンシャンレジームの残骸とともに一掃された。1790年代初めの数年間は、革命の陶酔の中で、万人が自らの医者となることが最善であり、旧弊と不平等に伴う特権や腐敗の撤廃の後には、万人が健康を得るのだと革命主導者たちは約束した。

その楽観論は長くは続かなかった。病気はなくならず、革命政府は、自分たちの兵士や船員が病気や怪我のために医療を必要とすることを知った。陸軍は軍医を必要とし、さらに言えば、医学と外科術の訓練を受けた医者が必要だった。旧来の二項対立は、野営や戦場の只中で

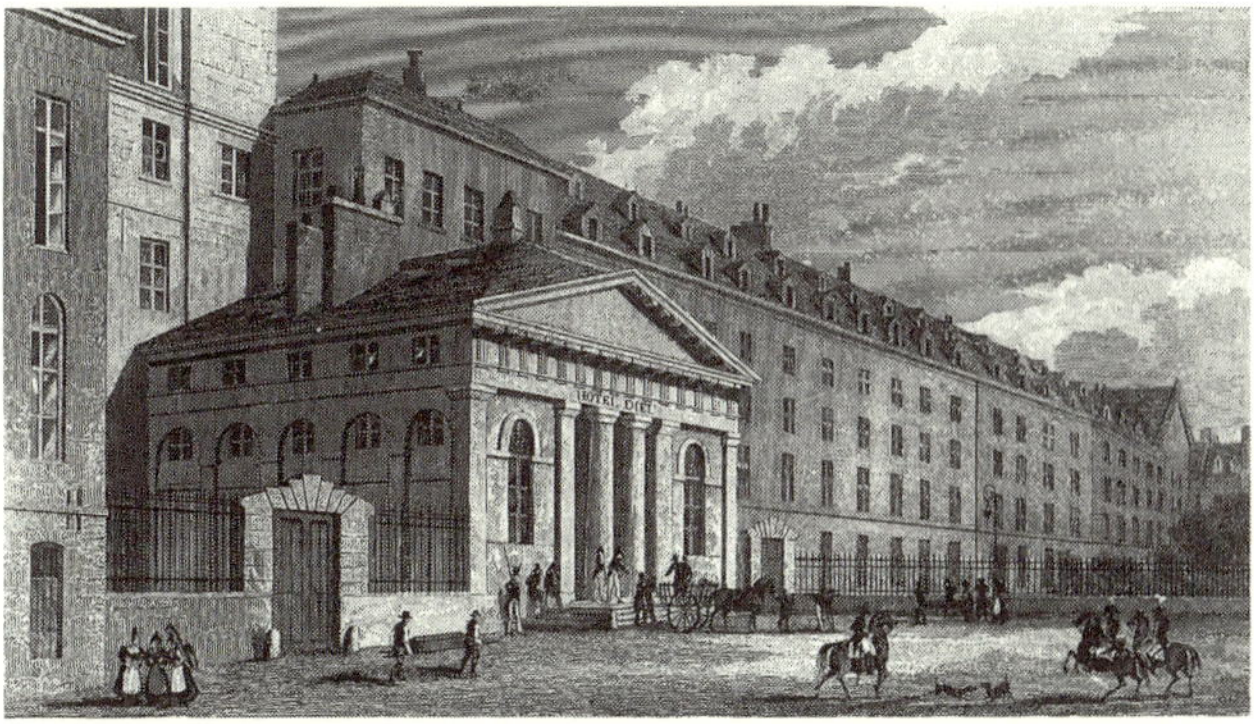

図 10　19 世紀初頭のパリのオテル・デュー病院の堂々たる建物．ここは多くの医学的革新の舞台となった．左手の二人は棺を運んでいるようであり，建物入り口につけられた馬車は埋葬のために遺体を運んでいこうとしているのかもしれない．

は意味がなく、1794年には、新たな共和国の軍隊での必要を満たす人材をおもに育てるために医学校が3校再開校した（図10）。

革命議会が任命し、新たな時代の医療上の要請を検討する任にあたった重要な人物は、幸いなことに革命の目的に理解のある医者であり化学者であった。アントワーヌ・フルクロア（1755～1809年）は、化学者として頭角を現し、新たなパリの学校の創設にかかわり、そこの化学教授として勤めていた。政治的に目先がきき、真に良き意図を持って、パリ、ストラスブルク、モンペリエの医学校を計画した。彼がほとんどを作成した報告では、当時の政治状況が軍事を必要としていることを認め、新たな医学教育の三つの重要な側面を強調した。まず、学生が学ぶ第一日目から極めて実践的であるべきだった。彼の印象的な言葉を借りれば、学ぶ者は「本には頼らず、多くを見て、多くを行う」べきだった。理論は不要で、実践あるのみというのが決まり事だった。第二に、新たな医学教育は、病院とともにあるべきであり、そこは講義室や病院以外の実践の場よりも経験の機会に満ち、真剣な戦いの場だとされた。最後に、新たな医学校の卒業生は、医学と外科術の両方の訓練を受けるべきものとされた。結局、これは、狭い意味での医学、すなわち内科学に外科的思考を注入することだった。内科医は伝統的に身体全体を受け持ち、体液や精気や疾病の身体全体に与える影響を考えていたが、外科医は常に局所的問題に直面していた。たとえば、膿瘍、骨折、特定の場所に限定的な介入を要する限定的異常である。フランスにおけるこの医学校の地位の上昇とともに、「病変」が医学的な意味を獲得した。「病変」は、もともとは外科的傷を意味したが、病気により生ずる病理的変化を意味することになった。これは、顕微鏡で、あるいは肉眼で見ることができるものだった。内科医は、外科医の視点で考えるようになり、医学の中で、それまで重視されてきた液体だけでなく、身体の固体部分が意味を持つようになった。

フランス病院医学は、三本の柱を持った。どれもまったく新しいものではないが、それらを総合して病気をみるときの新たな方法を構成した。その三本の柱というのは、身体の診断、病理的臨床的相関作用、そして多くの症例を用いることであり、それにより病気の徴候を解明し、療法を判断する。

多くの変遷を経ながら、これらが医学の基盤を形成した。病院が中心的役割を果たすこともいまでも続いている。

**身体を診る――新たな親密さ**

医者と会うときには、特有の作法と距離の取り方がある。医者は患者に服を脱げということができ、ふつうは配偶者やパートナーにしか許さないような触り方をすることができ、気持ちのよくない思いをさせることもできる。ここ200年ほど、たいていの患者は、自らのためになると考えて、この依存関係を受け容れてきた。この関係は、19世紀初めのパリの病院で定着した。それは、新たに開かれた病院医学校の医者たちが身体の検査を用いるようになったからである。

医者が、裸体の患者をみたことがなかったということではない。医者は19世紀末まで常に男性であったが、たとえば、膣鏡はローマ時代にすでに発達していた。さらに古い時代に、膀胱結石や痔瘻の手術や生殖器の病変や、分娩を男性の医療従事者が行うことも珍しくなかった。それでも、治療の際に医者との身体的接触は、脈をとったり、舌を診たりする他はほとんどなかった。糞尿などの排泄物が診断に大きな役割を果たすことはあり、医者は、実際の患者に会うことなく、排泄物を検査するということもあった。

医者と患者の出会いの場は、19世紀初めのパリの病院で変化した。病院患者の多くは貧者で教育の程度が低かったので、治療について発言力を持たず無力だった。さらに、新たな医学の考え方では医者は、患者による症状の説明に頼るのではなく、病気の客観的徴候を探すことが求められた。痛みや疲労といった症状は個人にしかわからないが、筋力の消耗や膿瘍といった徴候は他人に開かれており、フランスの病院学派の指導者たちは、医学の実践で徴候や病変の客観性に基礎を置くことを志向した。

身体を診ることがこの試みの中心にあった。現在でも医学生に教えられる4つの主要診断法は、視診、触診、打診、聴診である。ヒポクラテス派以来、それらはさまざまなかたちで場合により用いられてきた。フランス学派はこれをすべて合わせて、日常的に、組織的に行った。医者と患者の関係が決定的に変わったのである。

視診は最も基本的である。つまり、患者を見ることだ。「舌を出して」という指示は、医療の場で長い間、よく耳にする文句になっていた。舌苔は、熱病などの急性疾患に特徴的だと考えられていた。眼球が黄色いと黄疸、顔面が紅潮していると熱病か「消耗熱」末期（消耗病あるいは結核の末期）、あるいは多血性痛風だとわかった。蒼白い顔が緑がかっていると、医者は萎黄病を考えた。これは若い女性の病気だったが、20世紀初めに嘘のように消えてしまった。ヒステリーが消えたのと同じ時期であり、おそらく同じ理由によると考えられている。しかし、たいてい視診は、顔や手、その他身体の普段露出している部分に限られた。医者がそれ以外のところを見るのは、十分な理由がある場合であり、内科医よりも外科医にその理由があるほうが多かった。

フランス学派は視診を組織化し、患者の健康を全体的に評価するための方法に組み込んだ。触診についても同様で、触診は、触るので、より親密な操作である。痛いところ、こぶ、臓器の肥大はみてわかることもあるが、触ってわかることがよくある。ヒポクラテス派は、間欠熱がしばしば脾臓を肥大させ、ときにはそれがみえるくらいに顕著になるが、触診のほうがわかりやすいと知っていた。初期近代の紳士的内科医の文化においては、手で患者の身体をまさぐるのは、彼らにふさわしくない手作業であるという認識があった。そんなわけで、触診は、内科学と外科学を統合しようとするフランス学派によって医学に改めて取り込まれた診断の一側面となった。病気の進行は臓器内部で起こっていると考え、病変の重要性を強調することにより、フランスの医学生は診断の方法として自分の手を使うことを教えられた。

打診（胸や腹部をたたくこと）は、身体の標準的検査方法として第三にあげられる。それ以前にまったく言及がないわけではないが、ウィーンの内科医レオポルト・アウエンブルッガー（1722〜1809年）が、1761年の打診に関するラテン語の著作を『新しき発見』と呼んだのは正当である。宿屋の息子であったアウエンブルッガーは、若いときにワインやビールが樽にどのくらい残っているか蔵に行って確かめて来いと命ぜられた。その際に、樽の側面を打つ方法をみつけて打診の価値を知ったと伝えられている。樽の中の液体と空気の境目で音が変化した。これにより、彼は覆いをとって、蝋燭の光を借りて樽をのぞき込む必要がなかった。医者として開業してから、彼はこの方法を採用し、心臓、肝臓などの臓器が肥大していないか、胸や腹で液体がたまってふつうは空洞で響く身体部分が病気により変化しているのではないか、そうしたことを判断するのに使った。

アウエンブルッガーの小著は、古典が生まれるのではなく、作られるということをよく示している。この著作は出版後、注目されず、これまで歴史家たちが研究した範囲では、その後40年にわたってほんの数件しか参照がない。18世紀に医者たちは、診断の助けとして身体の固体部に気を配らなかった。このすべてが、フランス式の医学の教え方、学び方の到来によって変化した。

アウエンブルッガーのラテン語の著作を再発見したのはジャン＝ニコラ・コルヴィサール（１７５５〜１８２１年）である。彼はナポレオンの侍医であり、パリ医学校の教授だった。コルヴィサールは、19世紀初期のフランス医学の新たな方向性によく合致して、臓器を基盤とし、とくに心臓疾患に関心を持っていた。心臓肥大、心臓周辺に液体がたまるなどの心臓疾患の場合における打診の価値を認識していた。彼は学生に打診を教え始め、１８０８年にはアウエンブルッガーの著作をフランス語に翻訳するにあたり、膨大な注を加えて、本は4倍の分量になった。彼の注で、この新しい技術がどんなに重要で、医者の診断をいかに助けるかを明らかにした。その2年前に彼の心臓疾患に関する論文が発表されていたが、これは概ねコルヴィサールの学生の一人がとったノートによるものだった。この革新的な書物の症例を読むと粛然とした気分になる。コルヴィサールは、心臓の器質性疾患は自分が使うことができる療法ではまず治らないという消極的な結論を述べている。しかし、診断はできた。このような症例からパリの病院の患者たちの様子がわかる。重篤な病気の労働階級の男女は、最後の手段として病院に逃げ込まざるを得ないのだ。パリの病院での死亡率は非常に高く、当時の病院は「死への門」と思われていた。

コルヴィサールが一般化した打診の次に、4番目のそして最も独創的な診断技術をあげよう。それは間接聴診法である。医者は、患者の身体内部から聞こえてくる音を聞くことがある。「笛音」は他の人にも聞こえるが、呼吸が困難であるという理由だけでない場合もある。心雑音が大きくて聞こえる場合もあり、異常に活発な腸の音がすることもある。こうした音が、身体内部で何が起こっているのかを知る鍵になっていることがあり、医者たちは古来、そのことに気づいていた。ときには、患者の胸や腹に耳を直接つけるとよく聞こえることがあることも医者たちは知っていた。これが、直接聴診である。間接聴診は、患者の身体と医者の耳の間に介在するものを用いる。これが聴診器であり、R・T・H・ラエネック（1781〜1826年）の発明である。彼は、フランスの臨床医の中でも最も複雑で最も才能に恵まれた人物だった。

ラエネックのキャリアをみると、誰が出世するかという問題には外的要因が重要であることがよくわかる。共和国時代とナポレオン時代の世俗的風土では、カトリックで王党派だった彼のキャリアは不調だった。ナポレオンが退位し、王政復古の後になってやっと、病院での職を得て、また最終的には教授職を得た。すでにフランス学派の理想を学んでいて、ジャーナリスト、編集者、開業医として活躍した。彼の最初の聴診器は、きつく巻いた帳面にすぎなかった。彼は肉付きのよい婦人の胸の音が聞きたかったが、彼女の胸に直接耳をつけて聞くのは憚られたために工夫した。このやり方により、直接聴診よりもはるかに鮮明に聞こえることを知って彼は喜んだ。彼はすぐに簡単な「聴診器」(彼の造語である)を作った。それは空洞の木製管で、両端には、ラッパ状の口と振動板をつけて、異なる高さの音がよく聞こえるようにした(彼は音楽が得意だった)。

彼がその女性の患者と出会ったのは1816年パリのネッケル病院でのことだった。1816年から1819年のラエネックの3年間は、医学史すべてを見回してもこれほど創造的だったときはないほどである。1819年に間接聴診に関する論文を発表するまでには、彼は聴診器を使いこなしていた。彼が生み出した呼吸を描写する語彙の多くを今日の医者たちも使っている。また、彼の聴診器でわかる音のパターーンの違いで心臓と肺の病気の多くを診断できると彼は論じ、それには説得力があった。彼がとくに興味を持っていたのは、聴覚を通じて捉える肺結核の徴候だった。肺結核は、ラエネックの時代には死因の筆頭だった。彼の病棟は肺結核の人々であふれ、彼自身も最終的にはその犠牲者となった。

ラエネックの1819年の著作は2部からなっていた。聴診器の使い方に関する部分と、胸部の器官の病理解剖学の部分である。彼は、真のフランス学派の申し子で、診断の微妙な差異の見極めに優れていただけでなく、亡くなった患者を病床から遺体安置室まで追っていき、死体解剖を行って、患者の生前の診断でわかっていたことと死体の病変を比較した。

視診、触診、打診、聴診は、組織的な医学検査での4つの方法であるが、即座に誰もが採用したわけではなかった。コルヴィサールのアウエンブルッガー翻訳（1808年）とラエネックの聴診器論文（1819年）の間には10年以上の年月が流れた。ラエネックは、多くのフランス人や外国人学生に聴診法を教え、この診断道具の価値を影響力のある内科医たちが認めた（図11）。ラエネックの著作の英訳者によれば、私費患者たちは聴診器の検査に伴う密な身体的接触に身をゆだねない傾向があるが、病院に入院した貧しい人々や軍の兵士のような「囚われた人口」においては有益だった。じつのところ、医者が病院内で得た権力は、なかなか病院の

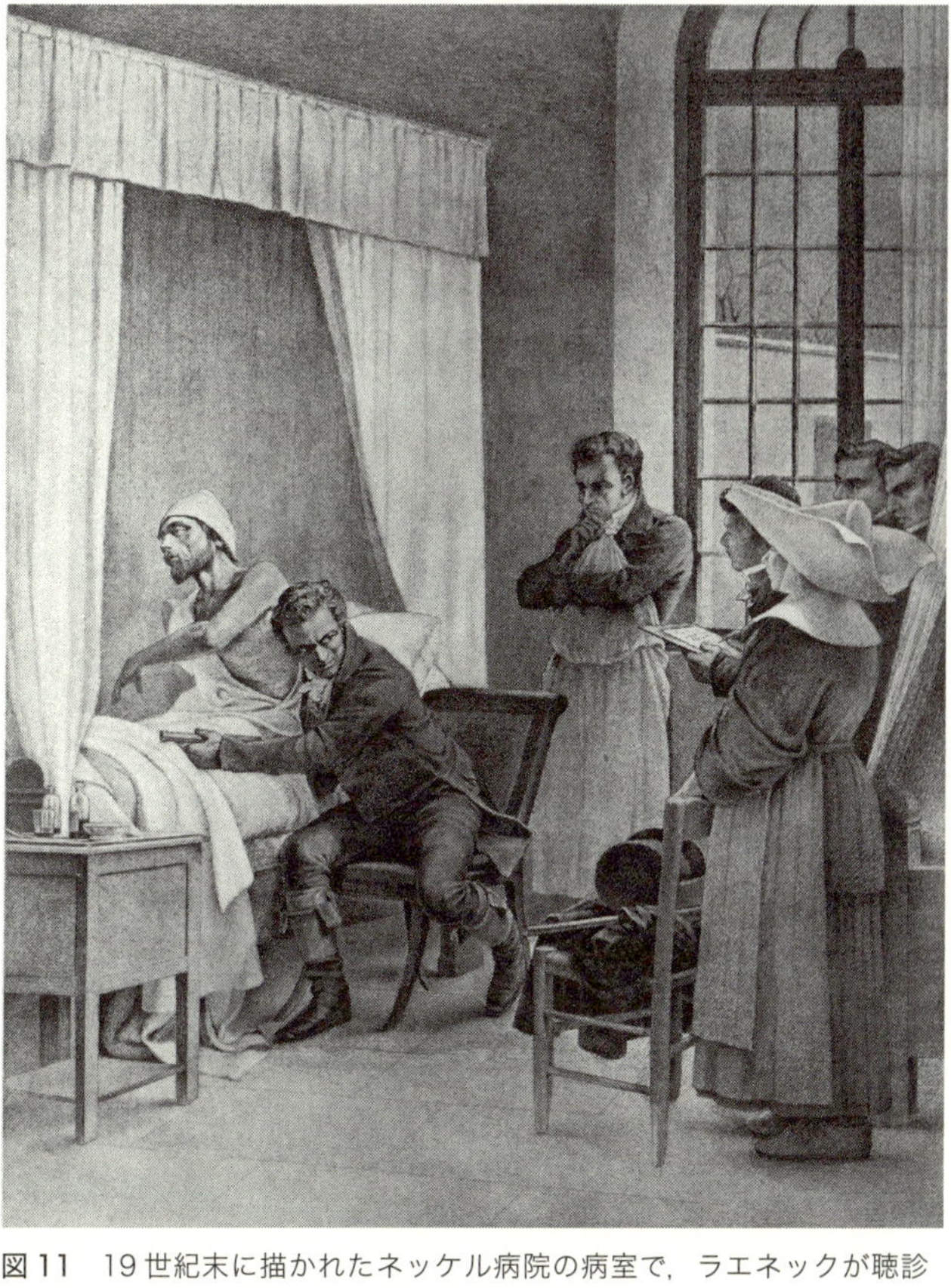

**図 11**　19 世紀末に描かれたネッケル病院の病室で，ラエネックが聴診器を使って聴診を実演している様子．患者は受動的で極めて衰弱しているようで，結核のようである．

外には及ばなかった。なぜなら、金を払う人間が状況を仕切るというのが現実であり、病院以外の医療の場で、私費患者に対して医者は自分たちの知識が最善であると説得しなければならなかった。フランスの病院医たちが始めたが、病歴を完全に知ることとこの種の検査は、未だに病院や診療クリニック以外では珍しいことである。それでも、パリの医学校で学んだフランスの臨床医たちがつくり上げた理想は、いまでも生き続け、臨床の場に立つ医者すべてが心に刻むべき教えである。

## 死体安置所へ――臨床病理学的相関

パリの医学校は、カリキュラムを一新して1794年に改めて開校した。これは遡って1761年に始まっていたといってもいいかもしれない。アウエンブルッガーの打診についての記述もジョバンニ・バチスタ・モルガーニ（1682～1771年）の『病気の座と原因について』もその年に出たからである。アウエンブルッガーの論文がフランスの臨床医学の基礎になったのと同様に、モルガーニの著作はフランスの病理学の土台となった。

モルガーニの大作は、教科書というより百科事典で、頭から足へという伝統的構成をとり、約700人（多くは彼の患者だった）の症例について病歴と死体解剖結果をあげている。モルガーニは、頭から始めて、次は胴体というように順に、病んだ器官に起こる病理学的変化に注目していった。彼の症例の病歴は、病気に関する患者自身の説明に頼り、その点でヒポクラテス的であり、細部に注目する点でも共通している。それに加えて、モルガーニはその症例の病理解剖を行い、病理的変化についての彼の記述は、古代の医師たちをはるかに超えるものだった（古代の医師たちは病理解剖を行わなかった）。モルガーニの著作は、独自の観察を多く含むが、後世に影響するのは、その手法である。ヨーロッパ各国語の大半に翻訳されたことにより、フランスで一般に広まるよりも早く、各地で疾病を知るために病理解剖を使うことを後押しした。

モルガーニは、50年以上にわたってパドヴァ大学で解剖学および医学の教鞭診療からきている。モルガーニの病理解剖は目を見張るものがあるが、やがてパリ学派に凌駕された。パリでは、臨床医たちが病院で診察し、モルガーニがその長い生涯のうちに集めた数と同じくらいの数の病理解剖記録を彼らは数年で集めることができた。病院は、病にかかった人体の集積所となり、フランス学派たちは徹底的にそれを利用した。

身体所見に基づいた診断が体内に病変を発見する助けになるとしたら、病理解剖は、以前に下した診断を解釈し、修正、確認することを可能にした。臨床と病理の相関は、双方向の経路を持ち、患者が生きている間は臨床における観察を繰り返し、患者の病の体内の変化を追うことができ、患者の死後には、これらの記録を死体における最終的な観察を通じて吟味することができた。臨床医であることは、同時に患者／症例を病理解剖することであった。すなわち、生きている患者と死後の症例の双方を診療しているということだった。こうして、臨床と死体安置所の双方にまたがって病を知悉したのがコルヴィサール、ラエネックらフランス学派の主導者たちだった。

彼らを駆動したのは、病気が起こす病理的変化、すなわち病変を追い求めることだった。哲学者フランシス・ベーコン（1561〜1626年）は、こうした変化を「病気の足跡」と呼んだ。擬人化された「病」が私たちの身体の器官を通って、訪問の印しに足跡を残すというこの想定は適切である。その足跡を同定することが病理解剖の死後解剖の要点だった。

フランスの臨床医たちは病理解剖を生前の身体の検査と同じ精神で行った。これは、病気という現象を客体化して、堅固で、触れることができ、目で見ることができ、計量することができる病理のモノとしての結果を確定し、二千年の長きにわたって空想されてきた虚像と訣別することだった。クサビエ・ビシャ（1771〜1802年）の言葉を借りれば「死体を開いてみよ」であり、そうすれば古代人の机上の空論が雲散霧消すると彼は主張した。彼は、短い生涯を送り（31歳で亡くなった）、解剖件数は少なかったが、それでもパリの医学が目指していたのと同じ方向性を持っていた。軍医として働き、外科医から内科医となって、外科医的な局所的志向と、内科医のより哲学的思索的視点を併せ持ち、上述したフルクロアのプログラムを体現する医者として生きた。彼の死を悼む人は多く、彼は新たな医学の思考方法の英雄となった。

ビシャは、現在では「組織学の父」として知られる。身体の部分は違っても、病理的過程は同種の組織で起こっていると彼が認識していたからである。心臓、脳、胸腔、腹部の内側にある漿膜は、病気の進行に同じ反応をみせる。彼は、裸眼で虫眼鏡のようなものを使って、骨、神経、線維、粘膜など21種の組織を見極めた。また、静脈と動脈を特別な「組織」だと考えた。彼に刺激を受けたフランスの臨床医たちよりも、彼は病気の過程に強い興味を持ち、フランスの病院医学が素朴な経験主義だったのに対して、理論的視点を持っていた。彼は臨床と死体安置所を行き来して、病院で生き、そして死んだ。考え方と活力で人々に刺激を与えたが、彼の活力はあまりにも早く尽きてしまった。

パリの病院（その病床数は、英国全土の病床数よりはるかに多かった）では、重篤な病気にかかっている人々を観察するという、他では得られない機会があった。患者は、貧しい人々で、世話をしてもらう代償に、臨床医学の役に立つよう、生前も死後も身体を提供することが求められた。フランス型の臨床病理相関の組み合わせは、新たな病気を理解するための道筋をつくり、病院内での新たな権力構造を体現した。それにより、臓器ごとの新たな疾病分類学が形成された。疾病は、身体の臓器などの部分に宿り、身体の液体部分でなく固体部分が、最重要な要因となった。明らかにヒポクラテス的手法といえるが、一方で、病院に基盤を置き、体液ではなくて臓器に病気の座を求めた。

臓器の病理学が主役になった。心臓、肺、腎臓、脳、神経系、胃と腸、肝臓、皮膚、生殖器、それぞれの病気に関する論文を書き、フランスの臨床医は名声をうちたてるようになった。コルヴィサールの心臓疾患論とラエネックの肺疾患論が、それぞれの疾病に関する診断法の革新へとつながっていた。このパターンは身体の他の部分についても応用され、皮膚病のジャン＝ルイ＝マルク・アリベール（１７６８～１８３７年）、腎臓病のピエール＝フランソワ＝オリーヴ・レイエ（１７９３～１８６７年）、血液ではガブリエル・アンドラル（１７９７～

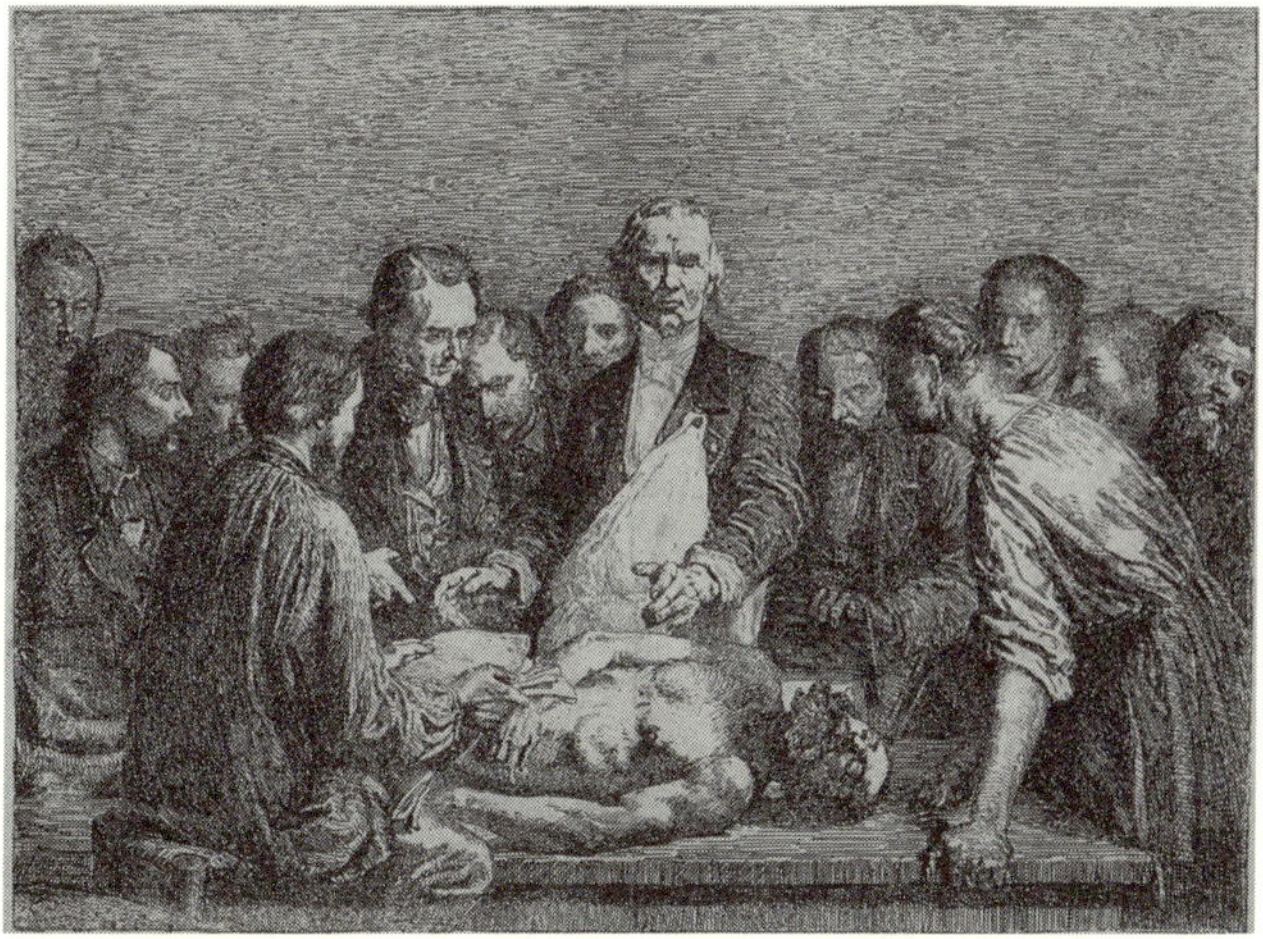

図12　アルフレド・ヴェルポー（1795〜1867年）は，パリ医学校の臨床外科学教授であったが，外科解剖学，胎生学，生理学，乳房疾患に関する貢献もあった．この粛然としたエッチングでは，生きる者たちの利益のために死者が使われていることが痛切に示されている．

1876年）、生殖器についてはフィリップ・リコール（1800〜1889年）が活躍した（図12）。

さまざまな疾病の中でも、肺病に関する論考が最も多く、フランスの病院で患者が（そして医者が）最もよく出会う病気であり、19世紀初期ヨーロッパの主たる死因だった。「肺病」（消耗病）は、ヒポクラテス派によれば、熱、慢性的な咳、その他の肺に関連する症状を伴い、人を衰弱させる危険な病気であり、古病理学的証拠を通じて、結核は人間社会に数千年にわたって一般的だったことがわかっている。18世紀末から肺病はどこにでもみられる病となった。「肺病」の中での多くの症例が、今日の診断では結核であったと想定して妥当である。結核という分類は、結核菌が結核を起こす原因物質であると1882年にロベルト・コッホが同定したときに初めて、現代でも使われている定義を得た。一方、ラエネックとその同僚たちは、「肺病」を病理学的に定義した。臨床での症状と死後解剖での記述によれば、肺病と結核は、同じ病気の異なる名称であろうと考えて差し支えない。

ラエネックは、患者の胸部上部に肺病特有の音がすることから、肺病は聴診器で診断でき、臨床的にも、死後解剖的にも、どこでみつかろうと、「結節」と呼ばれる小さな病変が、この病気の特質であると主張した。そうして、瘰癧《るいれき》、結核性髄膜炎、腸の結節など数多くの診断を統一した。当初の結節から粒状の病変へと病状が進むことを果実の熟成に喩えた。多くの臓器に起こる結節を一つにまとめたことは、コッホの細菌学で擁護されることになるが、病理学的伝統においては、想像力の飛躍を要し、彼も行っていた臓器単位の理論的枠組みとは直観的に相反するものだった。肺病の原因について、ラエネックとしては心身相関の見解に傾きながらも、確証は得られないと考えていた。肺病には、情念の強さがしばしば結び付けられており、彼も因果関係があると考えていた。

ラエネックの鮮やかな診断は、臨床病理学的方法の長所と短所を際立たせた。フランスの臨床医たちは、病気の最終段階である病変に集中して、病変が生み出される過程についても、病変の原因についても、無関心だった。長所としては、臨床的徴候と病理学的変化の相関関係に注意を払うことによって、彼らは多くの疾病を区別することができた。細菌理論その他の発達によって新たな診断基準が示された後でも、その診断名は現在の医学の語彙にも残っている。

その良い例が、発疹チフスと腸チフスを分けたことである。この二つは、名称が似ているし、古い医学文献でどちらのことを言っているのか、あるいは今日ならさらに別の診断を受けるような状況であるのか、判断が難しいことがあるくらい症状が似通っていることがある。昔は、熱病というのがそれ自体一つの病であり、発疹チフスと腸チフスは、現れ方が違う熱病だった。18世紀の疾病分類では、「熱病」は一つの病で、間欠性の、持続性の、チフス性の、疑似チフス性の、微熱的、神経性の、腐敗性の、消耗的といったさまざまな形容をつけて分類されていた。「チフス熱」は、現在でも言われることがあり、「黄熱病」は、ウイルスによる熱病で、現在でもその名を使っている。19世紀の医者たちが徐々に発熱を病気そのものとしてというよりも、(体温計で測ることができる身体温度の上昇という) 徴候の一つとして定義するようになってからも、こうした名前は残った。

発疹チフスと腸チフスの区別は、フランス医学派の影響を受けて、フランスだけでなく英国や米国の医者たちがそれぞれ独立に進めていた研究により可能になった。フランスでは、ピエール・ルイ（1787～1872年）が1829年に腸チフスの病理学的基準を明らかにした。ルイの業績はフランスの時代の典型である。「新たな」医学の教育を受けて、彼はロシアで数年過ごし、自分は病気のことをよく知らないと思い知って、1820年にパリに帰ってきた。彼は個人で開業するのをやめて、シャリテの病院にて、6年間にわたって2000件以上の死後解剖を行い、臨床および病理学的発見の詳細な記録をつけた。これが、彼の後の肺病論および腸チフス論の基礎となった。ルイは、リンパ節の腫れ（パイアー斑）を大腸膜に認め、これが腸チフスに特有であると論じた。ウィリアム・ジェンナー（1815～1898年）は、ロンドンで、W・W・ガーハードがフィラデルフィアで、そしてまたその他の医者たちも、発疹チフスと腸チフスの二つの病気の差異化を完成した。

19世紀前半、病理学的解剖が医科学の女王だった。これにより、医者たちは病気の明白な証拠を得て、それより前の時代の疾病分類学を合理化することにつながった。これは、病院に収容されていた多くの患者なしには実現できなかったことである。患者たちは、医者たちが臨床的病理学的観察をするべく（軽蔑的な呼称であるが）「材料」を提供した。多数の患者を「材料」として用いる方法が、フランスの病院医学の第三の柱となった。最も組織的に実践したルイはこれを「数量的手法」と呼び、診断の分類を描写するためにも、療法を検討するためにも使った。

## 「数える」ことの学習

パリの病院で起きた新機軸の多くがそうであるように、数えることも医学においてまったく新しい現象ではなかった。どんな国の軍医でも統計を提示することが求められ、軍隊でも民間でも病院の医者は、症例、診断、治療、治癒数を年毎に報告する義務を認識していた。そのように考えるとルイが成し遂げた計数的医学は、啓蒙主義以来の事実と透明性の強調の頂点と考えられる。これは革新を衝撃と見誤っている。パリの医学が絶頂期を迎えるのちの時代の臨床医たちの中では、ルイは最も国際的に影響力があった。彼は、多くの外国人学生を教え、誰よりも、フランス学派の洞察をまとめあげた。１８３４年に英訳された『臨床教育についての論考』は、パリでの教育と学習が目指していたことを見事にわかりやすく示している。

どんな病気にでも瀉血を行うという古来の方法をやめるように、ほぼ独力で医者たちを説得したのは彼であると言われることがある。彼の『炎症性疾患における瀉血の効果についての研究』（1835年）は、短いが最もよく知られた書物であり、それが貴重なのは、その内容というよりも方法による。この著作で、ルイは、肺炎の場合の瀉血療法の時期（早期か進行後か）と量（少量か、多量か）の違いによる効果を検討した。同書は、吐酒石（アンチモンを含む薬）の投薬量を調べた。今日に残るのは、ルイがこうした療法を、同種の患者をいくつかに分けて、さまざまな治療法の結果を比べることによって検証しようとしたことである。結局、いまの言葉でいうところの臨床試験を行っていたといえる（今日適正な臨床試験に必要とされるプロトコールはないも同然であったが）。ルイが、時期と量を検証しただけで、瀉血をしないことは選択肢ではないことに注意しておこう。

ルイのこの小著は、古典になっているが、ルイとF・J・V・ブルセ（1772～1838年）の間の論争の一角だった。ブルセは、「生理学的医学」の体系を発達させ、当時多くのフランスの臨床医たちがとっていた静的解剖学的方法に反対した。彼は、死後解剖した患者のうち、慢性的な胃の不調の徴候をみせていた人がどのくらいいたかに気づいており、すべての病気が胃に端を発して、他の部分の病変は当初の胃の不調から起こっていると想定した。胃の不快感や炎症の通常の治療は瀉血であり、彼は、ランセット（メスの一種）よりも蛭に血を吸わせる瀉血を好んだ。そうしてブルセとルイは、1830年代に激しい論戦を繰り返した。ブルセは病気の治療に情熱を傾けたのに対して、ルイは病気の進行を食い止めることに医学がどれだけのことをできるのかについて静かに悲観的だった。ルイの臨床試験の先駆としての役割は、ライバルのブルセとの論争の中に位置づけられる。

ブルセの動的な生理学的疾病観は、賛同を得続けたが、彼がおもに考えたような、すべての病気は胃の不調の2次的な結果であるという考え方は長くは続かなかった。一方、ルイの数的方法は、現代医学の核になっていった。はっきりした診断分類を確立するにも、療法を判断するにも、統計があれば確信が得られた。彼の多数の学生が、治療への懐疑的な態度に共鳴し、それはパリの病院ではすでに共有されていた。パリの病院では、医者たちは、正確な診断と死後解剖での検証に腐心していたからである。そもそも病院というものに患者が期待できることは多くなかったが、パリでは医者が明確に上位を占めるような権力関係への移行があった。医者優位は、最近まで続いたが、患者の自立性の増大、情け容赦ない経済の支配、医療マネジメントの興隆が医療内部の権力構造を変化させている。

処方できる薬で患者のためにできることはたいして多くないとルイは認識していた。これは無力な患者に対する陰謀ではなく、純粋に発見だったと考えるべきであり、彼が数を数え、評価し、比較したからこそ可能になった。これらは病院においてこそ行うことができることだった。

## 身体と心

1850年頃までに、フランス型の病院医学は珍しくなくなった。病気を理解する新たな方法を使うこと、単なる観察ではなく実験をよく行うこと、死体解剖によって理解できることが着々と広がり、フランスの臨床医学が起こした奇跡はあたかもありふれたものであるかのようにみえ始めた。最盛期には、何千もの学生が世界中からパリにやってきていた。彼らは、英国、ドイツ、オーストリア、イタリア、米国、オランダへと帰り、医学校や病院を設立した。19世紀初期になると、付属の病院を持たない医学校は二流と思われた。新設のロンドン大学(現在のロンドン大学ユニヴァーシティー・コレッジ)が1820年代に医学部を開校したとき、まず最初に行うべきは病院を設立することだった。このパターンがヨーロッパ中で繰り返され、臨床指導が実地ではなく、説明によることが多いようなドイツの小さな町でも同じことが起こっていた。

19世紀半ばの米国では、私立専門学校が病院や実験室を備えないまま繁栄し、数か月分の授業料を払えば医学の学位を付与していた。パリから帰ってきた学生や、ペンシルバニア大学などの東海岸のすでに名声を築いていた医学校を出た人々は、そのような状況が医者という職業に与える影響に絶望していたが、米国的価値観が進取の気性を守った。19世紀末になってやっとその仕組みが崩れた。1876年に設立された研究志向型のジョンズ・ホプキンス大学が、ドイツ式の高等教育を米国にもたらした。クェーカーの鉄道王だったジョンズ・ホプキンスは当初莫大な寄贈を行ったが、医学部は準備に必要なことが多く、20年近く経てやっと実現した。1893年に、ドイツ式研究とフランス式実践を組み合わせて元気な学部ができ、病院が開院した。医学教授のウィリアム・オズラー（1849〜1919年）は、当初の医学部教授陣上層部「四天王」の中で最も有名だった。彼はいまでも医者たちから絶大な尊敬を得ている。科学的志向と人間性を備えた医者であり、蔵書家、歴史家、エッセイストであり、教師だった。ドイツ科学に同化しようとする姿勢がホプキンスの病気理解に加わったが、フランス人が成し遂げた革新は、常に繰り返される二つの特徴を与え、それがずっと続いている。一つは、毎日の病棟回診で、教授が若い医者たち、医学生、看護師を引き連れ、病床の患者たちに会い、話しかけることである。もう一つは、症例検討大回診であり、ここでは、経験の多寡にかかわらず医学生も医者たちも集まっている大集団の前で、興味深い「症例」を若手が提示し、先生が分析する。患者の病歴と臨床の経過が提示され、識別診断が議論された後で、病理学者が死後解剖の結果を明らかにし、患者の生前と死後のすべてが総合的になる。

大きな教育病院では、小児科学、心臓学、神経学、産科学、整形外科学、耳鼻咽喉学といった医学専門分野がそれぞれのトップを持ち、たくさんの病床を設け、通常の回診も症例検討大回診も定期的に行うことになっていた。多くの総合病院で長いこと影が薄かったのは精神医学であった。現在ではあまりにありきたりなので、精神医学は「医学の半分」を占めるものだと言われているのであるが。深刻な精神疾患（古くは気違いあるいは狂気と呼ばれた）には、専用の施設があった。狂人に対応する制度的対応は、近代初期の通常の病院における限定的な対応とは異なる仕方で発達した。「気違い病院」は（乱暴な呼び方であったが）、たいてい小規模で、営利目的で、しばしば医師の資格を持たない人が経営していた。総合病院と違って、これは裕福な人をおもな対象としていた。度を越して変わっているとか、幻覚に襲われやすい親戚の振る舞いは、たいへん当惑するものだったのである。英国で最も有名な精神病院は、慈善病院のベドラムであり、これは、「ベツレヘム」あるいは、「聖メアリ・ベツレヘム病院」を短くした名である。「トム・オ・ベドラム」と呼ばれて狂人のイメージがシェイクスピアの『リア王』で使われ、文学によく登場するようになり、精神病患者が常に感じている孤独が表現されている。

ベドラムは、寄贈を財源とし、経営を理事が監督しており、精神疾患向け施設の中で特殊だった。多くの狂人院は、私立の小規模なもので、記録が失われてしまっている。しかし、狂人収容施設に人々は関心を寄せていた。狂気は最も恐ろしい病気だったからだ（多くの人にとって、現在ではがんよりも認知症がその位置を占めている）。狂人院は、ふつうは「病院」という名称を与えられることもなく、通常の病院とはかけ離れた位置を占めた。診断は、近隣の人や家族の報告や患者の振る舞いの観察によった。パリの医学の基礎である病変を探し求める医者は、たいてい失望した。狂人の脳は、患者の徴候に関する特定の理由を示していることはめったになかった。人間特有の特徴である理性、道徳的責任感、善悪を知る能力は、神が授けた不滅の魂を私たちが持っている結果だと想定する文化にとって都合が悪いとはいっても、狂気は精神的なものであり、身体的なものではなかった。理性の喪失は人間性の喪失を意味した。

こうした哲学上、神学上の微妙な問題については、さまざまなしかたで検討されたが、医者たちが「狂人ビジネス」にかかわることが増えるに従い、狂気を病気と捉える考え方が魅力を増した。何と言っても、病気は医者が扱うものなのだから。それに相応しく、パリ学派の祖の中の一人は、近代精神医学の創始者と呼ばれている。フィリップ・ピネル（1745〜1826年）は、あらゆる病気の分類学で成功した著者そして医者として、革命前に名を成していた。また、彼は臨床教育における病院の重要性に関する論文を書いていた。革命期に、さまざまな収容者を抱えていた巨大な一般施療院である男性向けビセートルで、続いてサルペトリエール（女性向け）で医師の地位にあった。収容者には、売春婦、浮浪者、軽犯罪人、孤児、高齢者、老衰者、痴呆や、一般の人々にとって危険とみなされる人、社会で自立した生活をできない人などがいた。革命により、こうした施設が精神病院となり、サルペトリエール在職時にピネルは徐々に「道徳療法」計画を実行し、閉じ込められていた女性たちを徐々に解放し、確固たる人道主義的態度で治療した。イギリスでは、クェーカーのテュークらがヨークの「リトリート（治療院）」を創設した。これは、道徳療法と同様の治療方針に基づき、ほぼ同時期に、イタリアでもヴィンツェンチオ・キアルージ（1759〜1820年）もそれを行っていた。

歴史家たちは、道徳療法の意味合いについて論議してきたが、この治療が狂人を一般の人の目にさらしたことは事実であり、精神医療に専門化した分科を医学の内部につくり出すのに貢献した。1830年代から1860年代にかけて、精神医学に係る諸団体がヨーロッパ諸国お

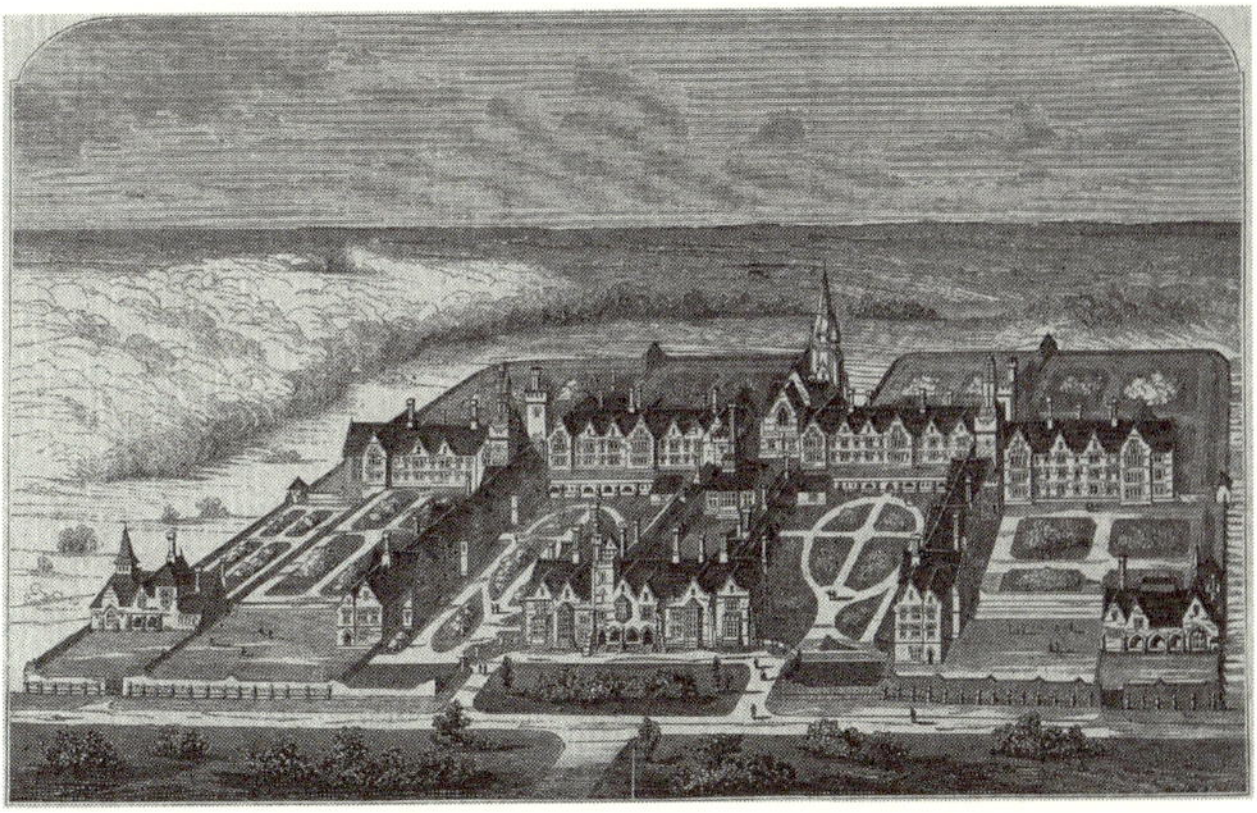

図13　19世紀初めの精神病院設立運動は，当初は楽観主義的だった．そこで設立された病院の規模が大きくなり，また，慢性患者が病院に蓄積されると，楽観主義は雲散霧消した．ここに示した英国エセックスのブレントウッドの精神病院配景図では，こうした施設が孤立して，自律的な，それ自体として小世界となったことが手に取るようにわかる．

よび米国に設立され、精神病院（避難所、収容所を意味する「アサイラム」とよく呼ばれた）の連携を確立していく運動が成功した（図13）。通常の医療での精神疾患の伝統的治療（瀉血、催吐剤、下剤）にかわって、「モラルな（道徳的・精神的）」矯正手段が用いられ、実際の建物の形状が治癒経過において助けになると考えられた。1830年代から、拘束しないことがスローガンとなり、設計と運営がうまくいっている精神病院では、患者の身体を拘束する必要がないと医者は論じた。

精神病院は、人道主義と治療を掲げて建てられたが、当初の楽観主義を正当化するには至らなかった。早期の診断と道徳療法を専門的に使うことで多くの場合、快癒に至ると予想されていた。しかし現実には、精神病院は拡大し、治癒されなかった患者が蓄積していくことになった。当時の人の言葉を借りれば、「狂人博物館」だった。こうした施設の特殊性が精神医学と通常の医学・外科学の間の溝を浮き彫りにし、脳とその機能に関する現代の知識にもかかわらず、その断絶は依然として存在している。

19世紀末、ドイツの精神科医エミール・クレペリン（1856〜1926年）は、学術機関に設置された精神医学のクリニックを通じて、医学と精神医学を統合することを試みた。クレペリンは、精神分析の祖であるジークムント・フロイト（1856〜1939年）の同時代人であるが、精神疾患の分類を発達させ、現代の精神疾患分類学の基礎を築いた。彼は、深刻な精神病と神経症の区別をつけ、現在、統合失調症と呼ばれている病気の基本的な特徴を明らかにした。クレペリンは、青年若年層の痴呆を早発性痴呆と呼び、彼の努力により学問的精神医学が発達した。

医学と精神医学の間には依然として溝があるが、精神医学について、長期隔離収容型の精神病院から大学のクリニックに学問の基礎が移動したことは、西洋社会が病院を治癒の施設と信じていること、生活の多くの局面（悲しみから犯罪性、反抗的行動から注意力欠如障害の徴候まで）の医療化がますます進んでいることを強調する。何かに名前をつけることはそれ自体として気持ちが落ち着くことである。フランスの医者たちが身体の病気を理解するために身体的診断を使ったように、クレペリンは精神の病に診断上の秩序を与えようとした。

# 第4章
# 共同体の医学

## 公衆衛生

近代の公衆衛生運動は19世紀に始まった。もちろん、それ以前の政治的、社会的、医学的構造があってのことであるが、私たちが考えるような公衆衛生はほんの200年ほど前に現れたのである。患者と医者の間に病院医療があるとしたら、公衆衛生は国家と個人の間にある。これは、医療の中で最も匿名的な部分であり、また最も可視的な部分でもある。私たちが病院に行くとき、たくさんの人がそれに気づくわけではない。一方で、インフルエンザの大流行があるとき、あるいは水が汚染されたときには、ニュースで大いに取り上げられる。

その名が示すように、公衆衛生（人々の生命を衛ること）は健康を維持し、病気を予防したり、封じ込めたりする。伝統的には感染症の流行に対処するのがその責務であるが、それには個人の健康を保つことを目的としたもう一つの役割があり、これは衛生学と呼ばれる。これらは医学の中の二つの伝統であり、病気の予防という目的を共有して、しばしば関連し合っている。衛生は、「生活習慣の医学」となりつつある傾向がある。どちらの場合も、国家が重要な役割を果たしている。

## 産業化国家以前

流行病は、古代の文献ですでに多く言及されている。実際、近代以前には、食糧危機や病気というマルサスが唱えたような破滅的状態により周期的に人口が減少し、生きることは、不快で粗野で短いものだった。欠乏と病気のマルサス的な圧力の長い歴史で、14世紀半ばから17世紀半ばの悪疫ペストの流行期は、とりわけ惨憺たる時期だった。

ヴィクトリア時代の人々が黒死病と呼んだ疫病は、歴史上最初のパンデミック（大陸を超えてあるいは世界に拡がった）感染症と言ってよいだろう。それ以前の悪疫は、空間的にも、概して時間的にも限られたものだった。黒死病は、4年以上かかってシルクロードを通って中央アジアの大草原から、ヨーロッパの西端、中東、アフリカ北端に至った。これにより、ヨーロッパの人口の4分の1から半分が失われることになる。これがその後の西ヨーロッパでの一連の壊滅的流行の始まりであり、1660年代になってやっと終息した（1720年代のマルセイユにおける流行は、他の地域には広がらなかった）（図14）。

黒死病が悪疫（ペストという語は非常に伝染性の高い悪疫を意味する）の一種であったことは確かである。ただし、1340年代の悪疫をもたらした細菌が、1890年代の世界的流行の際に香港で同定された細菌（*Yersinia pestis*）と同じものではないというのが最近よく言われている。黒死病には、近現代の腺ペストの疫学で私たちが知っている特徴とは違う特徴があるので、違う有機体を病原菌としたのではないかという議論である。罹患率、季節性、致死率、および誰も大量のネズミの死骸に気づかなかったこと（近代以降の人間のペストの流行にはネズミなど齧歯類のペストが伴っている）、こうしたことを考えると炭疽菌あるいは未知のウイルス、またはその他の感染性因子が実は原因だったのではないかと仮定する人々もいる。麦角病ではないかという人もいる。

黒死病がペストではないと主張する見解が抱えている問題は、もともとのパンデミーである

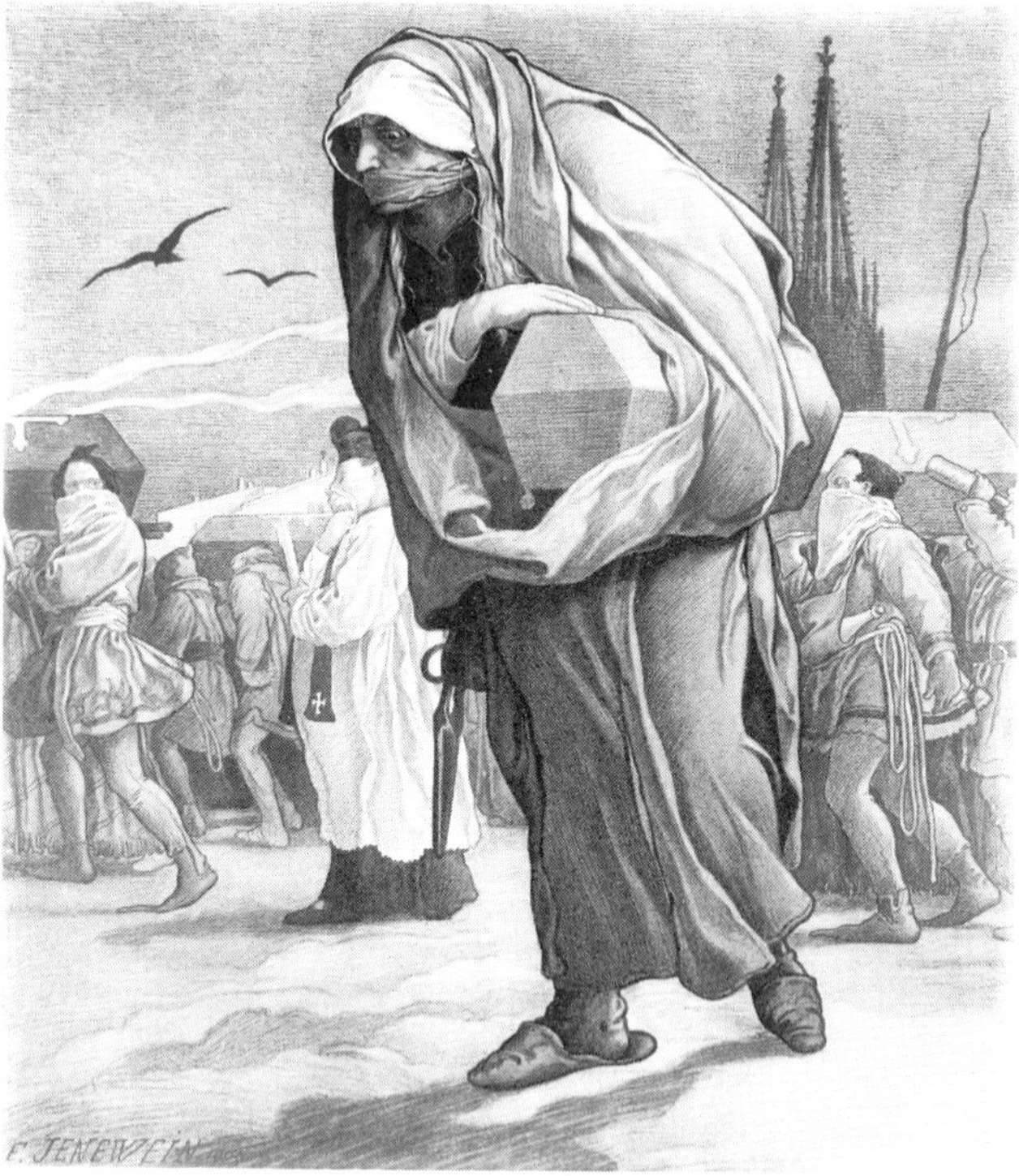


図 14　19 世紀末に活躍したフェリックス・ジェネウエインのリトグラフは，中世末期および初期近代に腺ペストが繰り返し流行して，人々を絶望とパニックに陥れたことをよく捉えている．私たちも，インフルエンザを恐れ，テロリストによる天然痘や炭疽病の悪用に対する恐怖を抱くのでこうした画像が影響力を保っている．

黒死病にのみ注目しているという偏りである。悪疫流行の1345年から1666年を見渡すと、よりはっきりしたことがわかる。医学記録やその他の記録で悪疫が認識しやすくなるのは、後の年月の流行であり、たとえば1665年のロンドンの大疫病については記録が豊富である。さらに、いくつかの流行を経験して生きた人々が、一つの実体として理解している。もちろんすべてを経験した人はいないが、数度の流行をみてきている医者たちがいた。集団の歴史的経験としてこれは一つの病が繰り返し襲っているのであり、私たちがペストと呼んでいるものであると言っていいだろう。つまり、ペスト菌によって起こる病気だったということだ。最初の流行は、それ以前に免疫を形成する経験を持たない人々を襲った（いわゆる「処女地流行」）。そのような初めての罹患で壊滅的な大流行を起こした病気が他にもある（たとえば、天然痘や麻疹である）。

流行当時に想定された原因としては、罪深く怠惰な人間への神の怒りというものから、ユダヤ人や魔女といった周縁的立場にいる人々のせいであるとか、空気が悪いからといったものまであった。占星術的理由もしばしば取沙汰された。度重なる悪疫の流行により、いろいろな超自然的な説明がなされるものの、共同体の健康問題についての意識を高め、病気を予防したり封じ込めたりするための方法が数多く生まれた。隔離、国境管理の徹底、強制入院その他の罹患可能性のある個人に向けられた方法と、悪疫地域からの船をとめおいて検疫するよう定め、人や物品の移動の管理、そして医学的検査などより対象の広い方法が組み合わされた。ペストは、近代初期の公衆衛生活動の限界を試し、また、そのような危機の際に国家と医学の避けがたい関連を示すものだった。歴史研究が示すところによれば、オスマン帝国と接するオーストリア・ハンガリー帝国の東南にあたる境界につくられた「防疫線」は、中東地域からペストがヨーロッパに侵入するのを防ぐうえで効果があった。ペストが西ヨーロッパから消えた後も長いこと、中東ではペストは常在し、ときおり流行状態になった。19世紀に中東を旅したヨーロッパ人は、病気が広まるのを抑える目的で引き続き存在していた隔離病院に収容される可能性を受け容れていた。

ペストは、少なくとも、共同体の健康と病気の問題が議論され、対応され続けることを確かにした。ペストが、どの程度恒久的な公衆衛生構造の形成に貢献したかについては議論の余地がある。確かにペスト病院がヨーロッパ中の各地に建てられ、鎮静後には他の感染症を隔離・治療するためにしばしば利用された。一般的にいって、絶対主義国家の側は国家の官僚的行政機構の末端の一部として公衆衛生を制度化し、発達させた。17世紀末から、ドイツ語圏では、「医事行政（*medizinische Polizei*）」の概念が発達した。それが最高潮に達したのは、国際的視野を持ち、公衆衛生の改革者であったヨハン・ペーター・フランク（1745〜1821年）による9巻本の『完全な医事行政のための組織（*System der volltändigen medicinischen Polizey*）』（1779〜1827年）だった。ドイツ語のPolizey/Polizeiは、たいてい英語では「警察（police）」と訳され、フランクは政府のこの分野に強大な権力が託されるべきだと考えた。彼のこの大著は、ゆりかごから墓場まで、妊産婦、乳幼児のケア、服飾、住居、道路整備、照明、埋葬まで、人生と生活すべてを網羅したともいえるものである。そうしてみると、人間の生活の多くの場面が健康と直接の関係を持っていることに気づいたのは私たちが最初ではない。

フランクの著作の出版は彼の死後にも及び、9巻の出版は、天然痘予防が人痘法から牛痘法（フランクはこれを熱心に支持していた）に組織的に変わる期間にまたがっていた。これは最初の特定の病気に対する予防接種であり、医者たちが採用したが、その起源は民間医療だった。人痘法（英語のinoculationは、園芸用語で接ぎ木とほぼ同じ意味である）は、天然痘を患っている人の膿疱からとった物質を接種する。天然痘にかかっていない人の身体にそれを導入するわけだ。これは二つの点で重要だった。まず、天然痘は、事実上普遍的な病気であり、死亡率がかなり高く、状況により5パーセントから20パーセントだった。水疱瘡（水痘）にかかった子がいるときに、子どもを集めて済ませてしまうという水疱瘡パーティと、人痘法を同種のものであるということがあるが、その類似点は、手法が同じであるという点であり、危険性の点でいえば、人痘法がはるかに高い。一度かかってしまえば、一生の免疫を持つことも認識されている。人痘法のための膿疱を、軽くて済んだ症例から得れば、生涯にわたって天然痘で死ぬ確率を減ずることができた。

人痘法は、東洋で古くから行われてきた方法だった。中国では、粉状のものをかぎ薬のように使った。トルコでは、皮膚に軽い傷をつけて用い、レイディ・メアリ・ワートレー・モンタギュー（1689〜1762年）が英国大使の妻としてコンスタンチノープルに滞在中に学んだのは、この方法だった。彼女は、天然痘を経験していない自分の子どもたちに人痘法を施させて軽症の天然痘を経験させた。彼女と、英国大使付の内科医がこの新しい方法をロンドンに知らせ、のちに国王ジョージ2世が自分の子どもたちに、王室医による人痘法を受けさせてから、ロンドンではこれが受け入れられるようになった。ロンドンの有名な内科医であり、アイザック・ニュートン（1642〜1727年）の弟子だったジェイムズ・ジューリン（1684〜1750年）が人痘法を受けた人々の統計をとり、この方法により、天然痘で死亡する確率が有意に減少したことを数で示した。

18世紀半ばには人痘法が簡略化されて、とくに、フランス王ルイ15世が天然痘で死亡し、その息子の（のちに不幸な運命に見舞われることになる）ルイ16世が１７７４年に受けて成功してから、広く行われた。しかし、これは決して簡単なものではなく、人痘法を受けたことにより天然痘にかかって死ぬ人もいたし、周囲に天然痘を広める源になってしまうこともあった。

他の多くの一般医と同じように、エドワード・ジェンナー（１７４９～１８２３年）も自分の患者に人痘法を行うことがあった。彼が開業していた付近のグロースターシャの田舎では、家畜がかかる牛痘の際に、乳絞り女が手にちょっとした発疹ができるだけで、重篤な天然痘にかからないようだということが知られていた。ジェッィという農夫らが、天然痘予防を目的にして、牛痘法らしきものを行っていたのであるが、ジェンナーは、１７９６年に重要な実験を行い、これを新たな予防法として周知した。彼は、乳絞り女のセアラ・ネルムズの牛痘病変部分からとったものを、天然痘未罹患の男の子ジェイムズ・フィップスの腕に注入した。彼は腕に痛みをおぼえ、かさぶたができ、一日熱がでたが、その他の点では健康だった。6週間後、ジェンナーは彼に人痘法で用いる天然痘のもとを与えてみた。フィップスは天然痘にかからず、免疫ができていたことを示した。

王立協会が彼の当初の論文を発表させなかったので、１７９８年にジェンナーはその方法について短い論文を個人的に手配して出版した。その方法を彼はラテン語の牛を表す語から「ワクチン接種」と呼んだ。予想通りに、新たな方法は、とくに動物からの素材で人間を「汚染する」ことについて敵対的なコメントを浴び、歴史家たちは初期の牛痘法の結果に関して疑問を持っている（牛痘法の「痘苗」には通常の天然痘を起こす物質があったのかもしれない）。しかし、ジェンナーの仕事は英国でも海外でもすぐに注目を集めた。彼は議会からかなりの研究資金を受け、ワクチン接種法をさらに進めるのに打ち込むことができるようになった。

「もしも予防可能であるならば、なぜ予防しないのか」とのちの国王エドワード７世（１８４１〜１９１０年、在位１９０１〜１９１０年）は医者たちに尋ねたことがある。良い質問であった。残念なことに、答えは、高価すぎること、政治家と医者たちの意思が十分強くなかったこと、あるいは人々（と医者たち）の予防についての教育が足りなかったこと、そして、教育はすべての人に行き渡るものでもないということである。天然痘の話は、最終的にはジェンナーが予想した通り、撲滅（１９７９年のことだった）で終わったが、これはそうなるものというよりも、例外的にうまくいったケースである。医療の他の形態と比べると、産業化社会で必要は大きかったにもかかわらず、予防は冴えなかった。

## コレラと貧困――公衆衛生の原動力

19世紀の公衆衛生運動を、一連のコレラの大流行への直接的対応とみるのが歴史家の常道だった。ヨーロッパに到達した第一波(最初の世界的流行はインドから中東と北アフリカと東アジアに広まった後に1817年から1823年に消えていった)が流行病に関する意識を高めたことは確かである。第二波がコレラ常在地のインド東部から広がり始めた1827年から、病気の流行が近づいてくるのをヨーロッパは注視していた。ヨーロッパ諸国の多くが、インドから到達するまでの何らかの段階で特使を派遣して、病気の状況を調査し、コレラがヨーロッパに到達するのを防ぐために何ができるのか、さまざまな勧告を行った。

問題はおもに二つあった。まず、コレラは西洋にとっては新しい「エキゾチックな」病気で、熱帯植民地住民しか経験したことがないものだった。第二波はヨーロッパを席巻し、北アメリカに伝わり、顕著な症状と致死率を持つ重篤な新しい疾病に医者たちをさらすことになった。体験していない流行病ということで、多くの識者がペストの再来を口にすることになり、昔の腺ペストは西洋から根絶されたように思われていたので、よりいっそう動揺をさそった。

第二に、感染拡大の様子が不可思議だった。流行病を説明するのに、二つの相反する理論的枠組みがあった。ミアズマ説と伝染説(感染説)である。ミアズマ派は、集団で罹患する病気は空気を通じて、大気の状態あるいは空気に含まれる微細な物質により広まると論じた。最もよく感染源と言われたのは、腐敗有機物であり、たとえばごみや糞便であるが、不快なものや悪臭のするものなら何でもそうなった。この理論の力は、容易にわかるだろう。空気は場所で共有しているものであり、そうすると、多くの人々が罹患することが説明できた。ミアズマ説を用いると「健康な」場所と「不健康な」場所を区別することもできた。その説明方法は、ヒポクラテス派の『空気、水、場所について』以来、理解されやすい理論的枠組みだった。これは、ヨーロッパ人が熱帯地域で遭遇した、旧世界では知られていなかったような多くの病気の集合体についての説明として代表的なものだった。熱帯地域の病気は総合すれば、ただ「温帯熱帯気候の病気」として知られ、息苦しいほどの暑さや湿気と、ヨーロッパとは異なる植生があまりにも明白だったので、それにより疾病のパターンを説明することが合理的だと考えられた。

一方、伝染説論者は、流行病は患者から患者へ伝わると説明した。病気の人を看護する人がしばしば自分でもその病気にかかってしまうという事実から、これは流行病の多くの側面を説明できた。危険な病気にかかっている人から遠ざかっていたいという本能的な望みを伝染説は正当化し、隔離の実践もその考えに従っていた。また、悪疫その他の恐ろしい疾病の起源は、周縁的な人々にあると考える集団的恐怖に基づいて発展した。

中間的な「偶発的伝染説」が、二つの立場がどちらも説明に行き詰る特異なケースにも容易に対応できた。偶発的伝染説論者は、病気は環境により、ミアズマにも、感染にもよると論じた。たとえば、汚い空気を通じて病気は共同体に侵入し、伝染拡大の中心になるような個人がでて、病気が進展する。この考え方では、観察に従って分類を組み合わせ、あらゆる状況に応ずることができた。不幸なことに、あらゆることを説明できる理論は、じつはたいした説明はできない。

天然痘や麻疹のように、常に伝染すると見なされてきた病気がいくつかあった。しかし、多くの感染症は、議論の余地を残す複雑性とともに発生し拡がった。細菌説がのちに感染症と流行病の新たな理論的枠組みを提供することになる。しかし、そこにも依然として例外があった。同じ感染源にさらされた二人の人が、一人は病気をうつされ、一人はまったくの健康でいるというように、違う反応を示すのはなぜかという問題である。

細菌理論以前には、ほとんど合意が存在しなかった。現実には、共同体はミアズマ説と伝染説の双方に基づく対処をしていた。たとえば、ペスト流行の際には、一方で伝染説に基づいた隔離と遮断が行われ、もう一方で、(空気を浄化する) 火を使ったり、空気の香りを良くしようとした。疑わしいときには、どちらもやってみればよかった。

コレラは、この古くからの問題を緊急課題にした。それが西に広がっていくのを観察した人々の反応はまちまちであった。接触伝染性の病気であるから、西洋にとって最善策は遮断であり隔離だと考える人々もいた。空気が運ぶと考えて、ふつうの衛生的改善、つまり排水を改善し、街を清潔に保つことが最善の防御であると考える人々もいた。西欧諸国の政府は、さまざまな意見を聴いたが、隔離と、罹患地域から到着する人や物品の検査という旧来の方策に落ち着いた。

自由放任主義を唱えていた英国でさえも、1830年からの最初の大流行が西ヨーロッパに達したときには隔離を試みた。コレラは、英国では1831年末にサンダーランドに達した。東北に位置するサンダーランドからゆっくりと全方向に広がり、ロンドンには1832年初めに到着した。広まり方は、ミアズマ派には空気が共犯だと思わせ、接触感染論者には人が伝えているという確信をもたせた。しかし、ほとんどの人が、流行病の終息後に、隔離策は効果がないと結論した。その後、英国の政策では、まずは港での検査と病気が疑われる人の隔離で、両方の考え方に合わせた。英国はこの頃までに、世界最大の海運国となり、費用がかかり、分断をもたらす隔離を採用すると、最も失うところの大きな国になっていた。1851年から、国際衛生会議が定期的に開催され、おもにコレラに関心を寄せた。英国と英領インドは、コレラを制御する手段としての隔離・遮断に足並みそろえて反対した。そのような策の経済的影響は誰の目にも明らかであり、英国の（科学的）政策には、露骨に商業的配慮が働いていた（図15）。

英国では、公衆衛生運動初期の主導者にエドウィン・チャドウィック（1800〜1890年）がでて、ミアズマ説が強固になった。チャドウィックは、法律家としての教育を受け、功利主義哲学者であり改革者であったジェレミー・ベンサム（1748〜1832年）の最後の秘書だった。ベンサムから、チャドウィックは効率と、善と幸福を単純に同一視する教義を吸収した（「最大多数の最大幸福」が功利主義のスローガンだった）。チャドウィックが公衆衛生にかかわったのは、貧困問題への関心からであり、とくに救貧法の運用、貧困者や極貧者を救

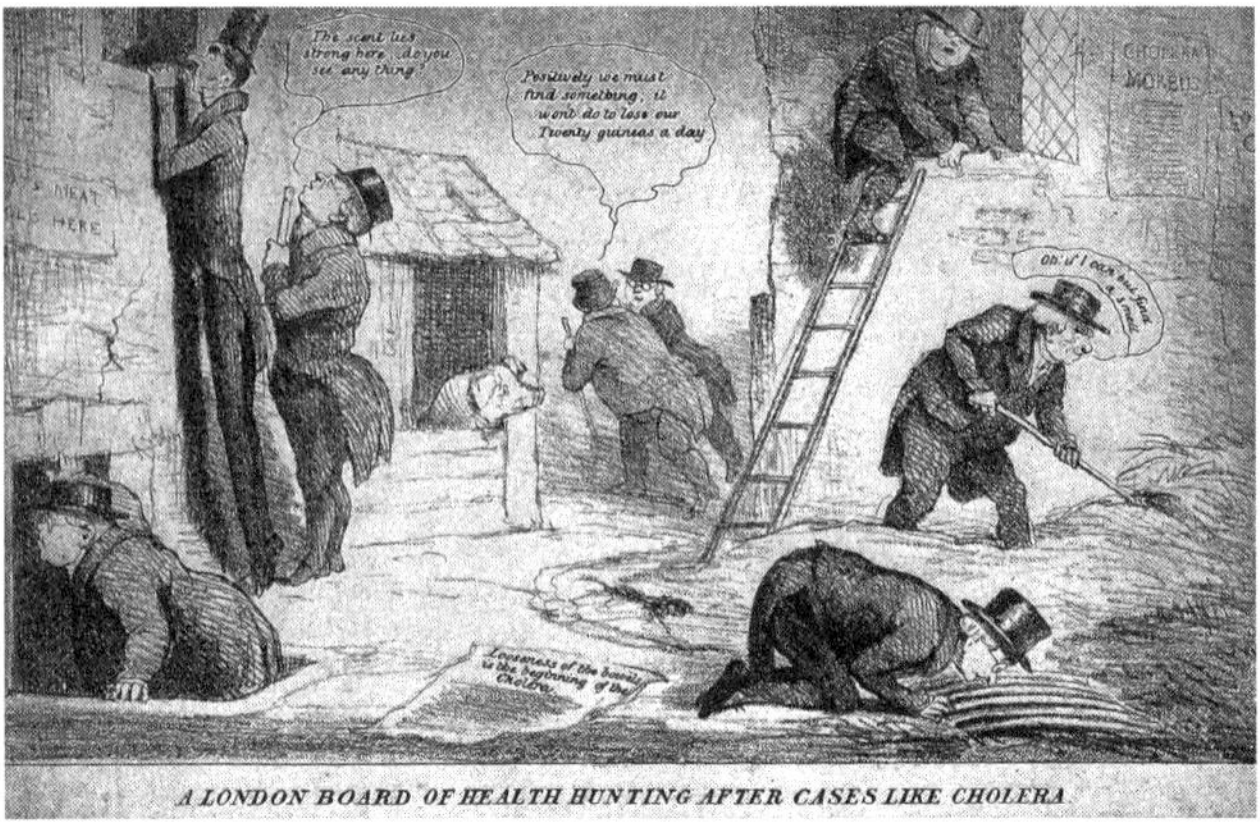
The scent lies strong here, do you see any thing?
Positively we must find something; it won't do to lose our Twenty guineas a day
CHOLERA MORBUS
Oh! if I can but find a smell
Looseness of the bowels is the beginning of the Cholera.
A LONDON BOARD OF HEALTH HUNTING AFTER CASES LIKE CHOLERA.

図15　1830年代の最初のコレラ流行時であっても，役人たちの反応を茶化す風潮があった．ここでは，山高帽の役人が，原因とみなすことができそうな悪臭を捜査し，豚が興味深そうにそれを見守っている．

うことに関する法的手段に関心を持っていた。旧救貧法は、16世紀後半に始まり、19世紀の急速な産業化と都市化の進む社会には嘆かわしいばかりに不適切だった。英国は最初の産業国家であり、貧者に対する古いやり方は、季節的失業、都市の貧困、階級意識の増大を伴う産業賃金経済において不適切だった。

ヨーロッパのコレラの流行が、英国で最初に感じられたのは１８３２年のことであり、この年は他の点でもさまざまなことが起こった。選挙法改正法案が、産業都市の急速な発展による人口移動の結果としての不平等な国会代表選出方法を正す方向にむかい、この法案はまた選挙権を拡大した。議会は、旧救貧法がどのように機能しているのか調査し、改革を推奨するため、救貧法に関する調査委員会を設立した。これは、何年にもわたる激しい論争の結果だった。それに刺激を与えたのは、T・R・マルサスの『人口論』（初版1798年、第6版1826年）だった。マルサスは、救貧の諸刃の剣的な性質を指摘していた。貧者が子どもをつくり、さらに依存する人を増やす場合、貧者を生存させることは次の世代の貧困の悲惨さを単に増大させることになる。マルサスが考案した「人口の法則」によれば、自然界で、繁殖能力は常に実際に生き残る子孫の数を上回る。人間も、この厳格な法則から免れるものではなく、食糧の算術級数的増加と、人口の幾何級数的増加の間の差の影響を受けた。病気、苦難、戦争、悪徳、欠乏が人間の人口を抑えているのだった。貧困者の子の生存数を増加させることでそのシステムに介入することは、長期的にみて善ではなかった。

マルサスのジレンマは、1832年の救貧法調査委員会が考慮しなくてはならなかった問題の中の一つにすぎない。チャドウィックが委員会書記官を務め、代表的人物となり、1万5000の地方教区が実際にどのように旧救貧法を運用しているのか組織的調査を指揮した。16世紀末、エリザベス1世の時代に始まり、傷病、失業、その他の不幸により、自立できない人々のための最後の救いを地方税からまかなって提供するのがこの法の意図だった。揺るぎないほどに変化に乏しい田舎社会を想定していたので、英国が社会的流動性を持ち、産業化し、都市化するに伴い、この法は社会に合わなくなり、1810年代のナポレオン戦争終結の際に何千もの軍人が郷土に帰還し、仕事を見つけることができないという事態が起きた後には、危機に陥った。1万5000の教区がそれぞれ仕切っていたので、地域差が甚大で、チャドウィックが学んできた功利主義的思想から見ると絶望的な怒りを誘うものだった。1834年に公表された委員会報告は、同年の新救貧法の基盤となり、運用を合理化し統一して、同じ規則と規定が国中に及ぶように推奨した。

この新しい救貧法は、過酷であったために多くの人に蛇蝎のように嫌われたが、1929年の廃止まで貧困対策の仕組みとして機能した。チャドウィックは新たな政府機関長になることを望んだが、雇われ書記官に甘んじなくてはならなかった。日々、新救貧法を動かすことでチャドウィックは貧困と病気の関係と直面せざるをえない立場となった。感染症が富者よりも貧困者を苦しめるということに、医者たちはしばらく前から気づいており、これは貧者たちの過密な住環境と劣悪な食餌、その他窮乏による諸事と関係があると考えていた。チャドウィックの当初の関心は、救貧法を必要とする多くの場合、働き手が病気になって仕事に出られないという事実にあった（図16）。

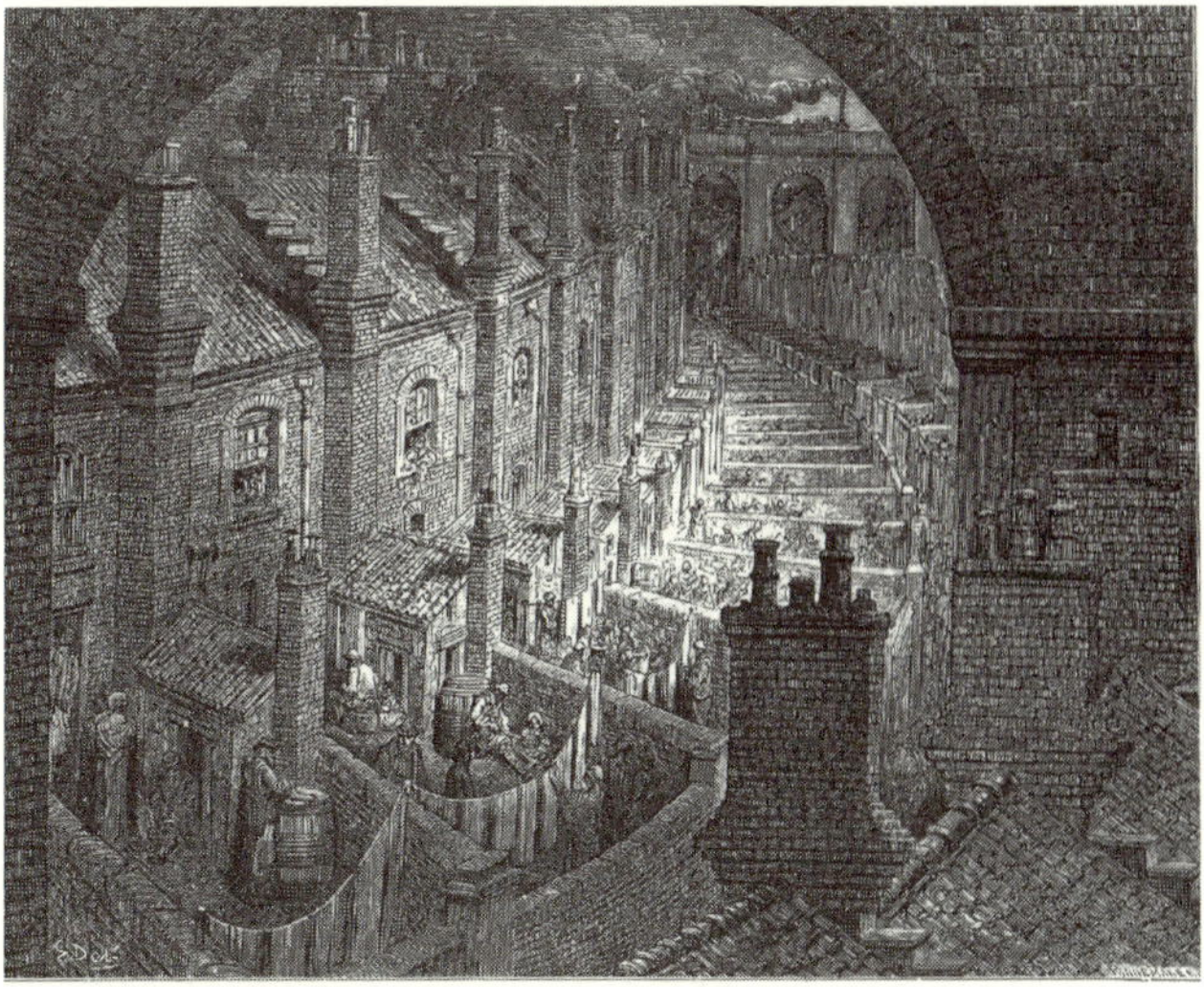

図16　ギュスターヴ・ドレの『ロンドンの巡礼』(1872年)は，ヨーロッパ最大で最も豊かな都市ロンドンの過密と貧困を見事に捉えた．

病気は一家を貧困に追いやる可能性がある。貧困そのものが病気を起こすだろうかという逆の仮説はそれより微妙である。チャドウィックと同時代人たちは、貧困そのものに道徳的観点を見出すことを好み、究極の原因は個人の落ち度であると論じた。軽はずみな結婚、貯金を怠ること、酒やその他の悪徳にお金を使うことなどである。しかし、病気が貧困の因果関係の主たる要因であるので、「不潔病」と彼が呼んだものを防ぐと、救貧税の負担を減らすことになるだろうということになる。熱心なミアズマ派であったので、彼はコレラ、発疹チフス、猩紅熱といった不潔病は有機物が腐敗する悪臭によると考えた。解決策は簡単だった。清潔にすることだ。汚穢が病気を起こす。清潔は病気を防止する。

チャドウィックは、1834年から1842年の間に、救貧法改革者から病気予防に取りつかれたような運動家に変貌したかのようである。1842年に、彼は初期公衆衛生運動の古典的著作『英国労働者人口の衛生状態に関する報告』を出版した。彼は当時新しかった統計学的手法を用い（1837年に出生、結婚、死亡について公的登録制度が始まった）、過密な都市部と田舎、富者と貧者の間に、死亡率と平均余命に驚くほどの差があることを数で示した。不潔病の問題を解決するために、チャドウィックは、上下水道のシステム（動脈、静脈と彼は呼んだ）を提案した。もし、圧をかけて水を供給できれば、清潔さは容易に得られるだろう。もし、漏れない陶管で下水を流せれば、糞壺や不潔な街路の問題が解決されるだろう。さらに、都市から下水が処理施設に運ばれていけば、堆肥にして、農夫に売ってそれで利益を生み、収穫が増えて結局栄養状態を改善することになる。公衆衛生にとって、うってつけの工学的解決であり、全体的に適切だったが、チャドウィックの限られた病気の因果関係観が想定した問題すべてを解決するものではなかった。

彼は1848年に公衆衛生に関して影響力を発揮する機会を得た。コレラの流行が再び起こった年である。保健局が設立され、チャドウィックは3人の委員のうちの一人になった（のちに医者が加わり4人になった）。この機関を設立する議会法は総じて許可的なものであり、納税者の1割が請求すれば、地方自治体に公衆衛生医務官（MoH）を任命することを可能にした。地域の粗死亡率が1000人につき23人より大きい場合にのみ、公衆衛生医務官を置かねばならなかった。この許可条項はトロイの木馬的な性格があった。なぜなら、公衆衛生医務官は、予防の重要性を強調し、全国に法が義務づけるものとして公衆衛生医務官を設けることを主張していったからである。許認可法により設置して構わないものから、設置すべき法定機関への移行は、自由放任主義社会でパターン化し、ある面で現在でもそれが生きている。社会問題を調査すると、注意を必要とする他の問題が表面化するものである。

長い生涯の中でチャドウィックは、不潔病と、病を癒す力としての清潔の概念を決して捨てなかった。1854年にコレラの流行があったにもかかわらず、彼は意に反して辞職した。彼の専制的態度により、多くの敵をつくったのである。それは彼が正面から突破する強制力を持った立法を行うことを望んだからである。皮肉なことに、チャドウィックが望んだのと同じことが裏口から、断片化されて緩やかに実現していった。

その間、不潔病の本質が新たに概念化された。後になってやっと、イタリアのフィリッポ・パチーニ（1812〜1883年）が顕微鏡を使って、1854年の流行時にコレラの病原菌のことを記述していたことがわかった。それと同じくらい重要だったのは、ジョン・スノウ（1813〜1858年）が、コレラは空気媒介ではなくて水媒介であることを示したことである。彼はロンドンの麻酔医、疫学者、一般開業医であった。1831年から1832年の最初のコレラの大流行のときに彼は医師になるための徒弟修行中で、1848年と1854年のロンドンでの流行のときには、すでに自立して野心的な医師としてコレラについて研究していた。彼は1848年の流行のときに、コレラが汚物に汚染された水を経由して伝染するという証拠を提出していた。1854年には、市街を調査した二つの古典的な実験を行って、確証を得た。ブロード・ストリートの井戸が最も有名で、伝説でさえある。このロンドン中心部ソーホーにある井戸（この通りは現在ブロードウィック・ストリートと呼ばれている）を多くの家が使っており、その大部分は上水道を持っていなかった。同じ井戸を使っている地域に起こった病例を、一つひとつの家を調査し、そして井戸から水を飲んだ人々を追跡調査して、組織的に調べ、彼は井戸が病気の源泉であると示した。下水が井戸に流れ込んでいた。井戸のポンプの柄を除去したのは、すでに病気が沈静化にむかっていたので、効果を狙うというよりもドラマチックなパフォーマンスだったが、この事件は世間の耳目を集めた。

彼の第二の疫学調査は、さらに強烈だった。テムズ川の水を二つの別の会社から購入している人々の発病率を比較したのだ。一方はロンドンの下水が流れ込む前の上流から採水し、濾過器を通していた。他方は、下流からの取水であり、下水も何も一緒くたにして、しかも濾過器を通さない水だった。同じ通りで似たような住居に住み、同じ空気を吸いながら、その2社のうちのどちらかと契約しているようなケースがあった。「悪質な」会社の水を使っている人々は、良質の供給水を使っている人々の13倍もコレラにかかる見込みが高いということを彼は示した。

スノウが出している証拠は、現在の私たちの目からみると当然である。ところがその時代にはそうは思われず、コレラの特質と原因についての議論は、その後何十年にもわたって続いた。ロベルト・コッホが1884年にその病原体を発見し、細菌学の時代になっても論争は続いていた。確かに1890年代の世界的流行でコレラがハンブルクを襲ったときにはコッホに耳を傾ける人々が、それの40年前のスノウの言うことが正しいと判断した人々よりも多かったとはいっても、旧来の考え方は根強く残った。コッホが掲げた証拠は人々に衝撃を与えたが、それとは違う意味でスノウも強い衝撃を与えていた。次章で示すように、「科学」の到来を待ってやっと、真の近代医学の英雄たちが現れる。

## 公衆衛生の公的制度を整える

ヨハネによる福音書にある通り、「はじめに言葉ありき」である。言葉といっても現代では数字であることが多い。私たちは時計に追われて暮らし、株式市場の動きや利率に翻弄され、統計をとり始めて以来、最も気温の高い月や最も雨の多い月を体験する。現代社会には数字が染み渡り、私たちは数字に支配されている。

公衆衛生にかかわる証拠が数字になるのも致し方ない。もし公衆衛生運動が、西洋世界を18世紀末から変容させた産業化と都市化の産物であるとしたら、それはまた、工場方式の損得、蒸気の利用、複式簿記、国勢調査に伴う数字重視の考え方に依存していた。私たちと同じように、ヴィクトリア時代に人々は事実やデータに圧倒されていた。

医学（および社会全般）の数値化の3つの面を強調すべきだろう。調査、監視、有意性である。

出発点は調査である。1832年の救貧法調査委員会は国勢調査の先駆だと言われている。確かに、その時代にしては新しかった。チャドウィックら委員が救貧を担うそれぞれの教区に詳細にわたるアンケートを送り、返答をまとめようと試みた。1830年代末にチャドウィックは貧困、過密、不潔病に関する調査を依頼した。ジョン・シモン（1816〜1904年）が、英国公衆衛生運動の主導者としてのチャドウィックの後継者になって最初にとった行動は、種痘の強制接種の問題に関連して、ヨーロッパでの種痘とその効果について調査することであった。この調査により、天然痘を防ぐ方法は、無料の種痘を提供する積極的政策をとることだと彼は確信した。在任中にシモンは、公衆衛生の目的を達する手段としての説得に幻滅するようになり、彼がトップにいる間に、英国は公費を投入して、無料で誰でも強制的に（受けない人には罰則が科された）種痘を受けるシステムを開始した（図17）。

先進国では、19世紀の半ばに、数字の力が認められるようになった。医学的事項によって左右される社会問題がたびたび調査された。貧困、児童労働、工場の現状、食品偽装、上水道、売春、建築基準、流行病などの問題が調査の対象となった。一つの問題を調査すると、注目すべき別の問題が現れた。たとえば、低賃金で過酷な労働についている子どもの雇用問題は、教

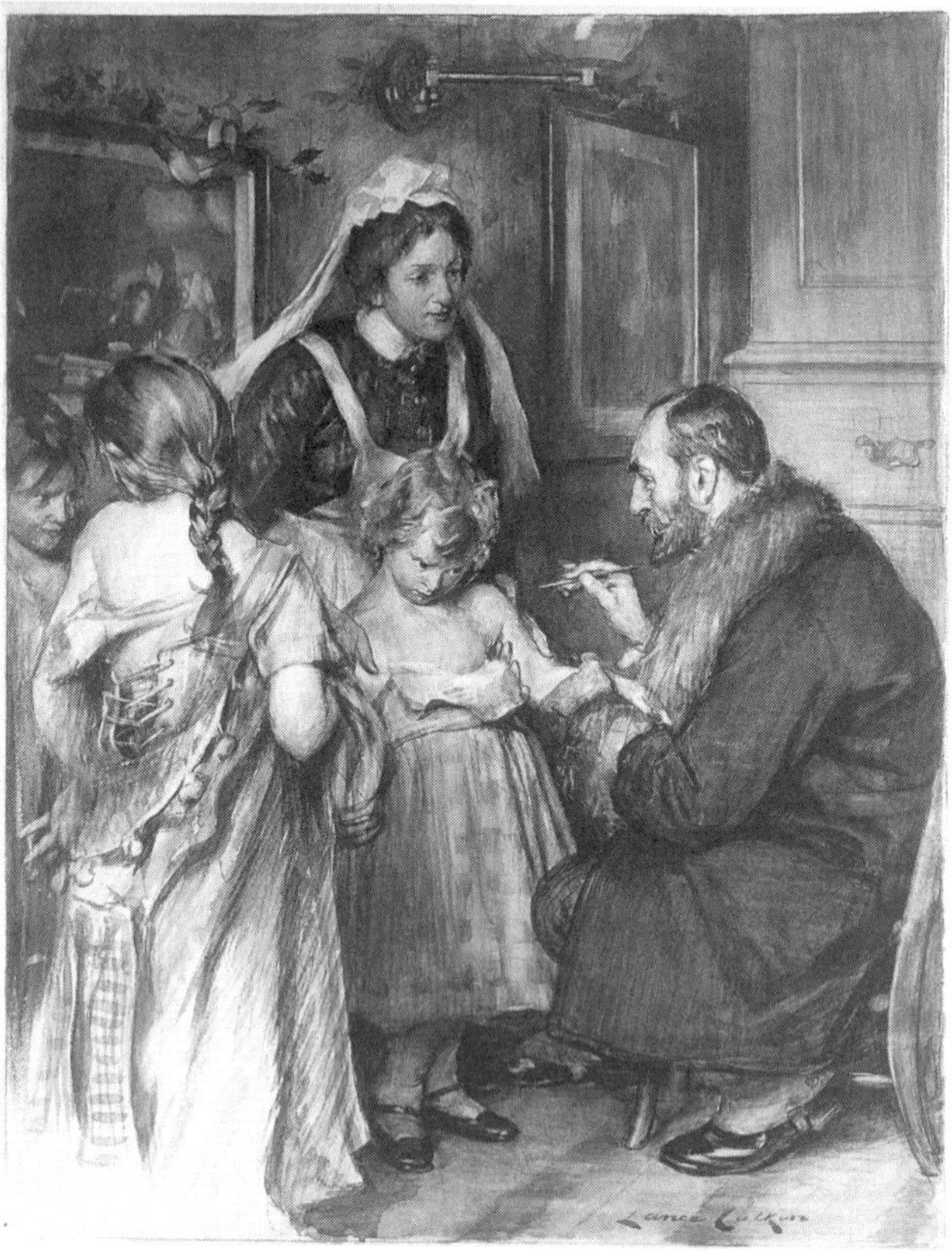


図 17　国家の介入が風刺の対象となっている図 15 の挿絵と対照的に，ランス・カルキンの作品（1901 年頃）では，ワクチンを接種させる人々は，権威を持って天然痘から少女を守るという仕事を静かにこなしている．

育や子どもの健康という、より大きな問題を露わにすることになった。チャールズ・ディケンズが『ハード・タイムズ』で描いたグラッドグラインド氏のように「事実」を求めた人は19世紀ヨーロッパで珍しくなく、「事実」が表や計量的様式で提示されることが増加した。

調査が、あらゆる医学的・社会的問題を明らかにし、それに次いで、監視が行われた。これは、世の中の動向を組織的に追跡し、社会の問題を究明する役割を担うものだった。監視の仕組みの多くが長い歴史を持っていた。たとえば、中世からフランスの肉屋には、検査官が売り物の肉を調べに定期的にやってきた。市場や市は規制のもとで開かれていた。国境、港、城塞都市は、ペストその他の疫病が流行すると警備がつき、人も物品も検査されるのが当たり前だった。いずれにしても、絶対君主、専制君主は、敵の動静を知る必要があった。多くの古い監視のネットワークは健康よりも安全と規制にかかわるものであったが、FBI、CIA、MI5、KGBには多くの先駆者たちがいたのである。

いったん規制が成文化すると、取り締まりを必要とし、医務官、工場医、検疫官、そして公衆の健康に関心を持つ個人が西洋社会で19世紀に目立つようになった。公衆衛生医務官と一般開業医の取り締まり機能のあからさまな例としては、届出義務がある伝染病の概念の発達がある。多くの地域共同体が天然痘がでたら中央当局に報告すべきだと主張した。細菌学の影響で1880年代以来、国家をあげての計画が始まり、病気の中には伝染病や人々の健康を危険にさらすと判断されるものがあった。天然痘、猩紅熱、腸チフスに始まり、結核と梅毒に至るまで、このような疾病は医者による個人の治療やプライバシーを重んじることよりも一般大衆に及ぼすリスクがより重要であると考えられた。医者はその任務に監視を新たに加えることを求められ（このような官僚主義に対する抵抗はあったが、様式に記入することに報酬が払われるようになり、その抵抗は弱まった）、公衆衛生の前線に立ったのは英国では公衆衛生医務官で、他の国ではそれにあたる役人が前線に立ったが、すべての医者たちも参加するよう求められた。

監視にかかわる法律的、医学的、倫理的問題の射程は、「チフスのメアリ」と呼ばれたメアリ・マローン（1869～1939年）の有名な事例でよくわかる。このアイルランド生まれの女性は、20世紀初めに、ニューヨークの一連の裕福な家庭で料理人を勤めた。彼女はまったく健康だったが、ロベルト・コッホが「保菌者」といった特徴を示していた。つまり彼女は自分では症状がないままで腸チフスの病原菌を撒き散らしていたのである。彼女のせいで数家族から患者がでて、孤立した感染が医務官によって検証された。教育をあまり受けていない女性の移民で、悪事を行ったという意識はなかったが、メアリはそれでも公衆衛生のハザードであり、彼女の「罪」のために抑留された。

調査は、新たな連関を発見するのに熱心な役人の行動であり、監視は届出伝染病にかかった患者に出くわしたすべての医者の義務となった。統計は、相関関係や因果関係の性質を理解する訓練を特別に受けた専門家が身につける専門知識となった。近代的公衆衛生運動は統計学会と同時に現れ、それが現れたのはだいたい同じ理由による。どちらも産業化への対応であり、この運動も学会も、同じような関心を持った個人が多く集まっていた。

確率の数学は17世紀末から発達していたが、その仲間ともいえる「統計」は19世紀初めでも洗練を欠いていた。統計学会はおもに観察結果を集めて、表にして提示することに熱心だった。多くのヨーロッパ諸国での役所で死亡届が導入されて、毎年死因を表にして示すことにつながり、同時に診断種別を国際的に標準化することが要請された。症状別の疾病分類（たとえば「熱病」とか「黄疸」）はそれ自体として病気として扱うことを放棄せねばならなかったが、疾病分類学は重要だった。医者が死亡診断書や病院の年次報告に載せる病気について確かなことをいう必要が国内でも国際的にもあったからである。

長期的にみて確率と同じくらい重要だったのは、「有意性」が統計に入ったことである。これは、ダーウィンの従兄弟であったフランシス・ゴールトン（1822〜1911年）が著作で使っていた語である。ゴールトンは遺伝の特質に魅了されて、個人の遺伝的構成に、両親・祖父母や祖先がどのように貢献するのかを調べる数学的手法を開発した。彼は、優生学の父として、無能な貧者と責任感が強い中流階級の両親の間では、出生率が違うということにとくに関心があって、身長、寿命、筋力、人生における「成功」といった多くの人間の特質を計測した。彼は遺伝を公衆衛生の方程式に組み込んだ。これはそれまでおもに人口の密集やごみなど環境にかかわる分野だった。ゴールトン後は、「生まれ」と「育ち」の両方を考えなくてはならなくなった。

ゴールトンは数学と医学の教育を受けていた（医者の実践経験はなかった）が、弟子のカール・ピアソン（1857〜1936年）こそが実験科学と臨床医学の中心に統計を据えることになった。ピアソンが中心になって、私たちが現在持っている有意性の概念がつくられた。確率値（計測する変数が95パーセント正しい）についてもピアソンに多くを依っている。彼は結核とアルコール中毒の遺伝を研究していたが、最も興味を持ったのは進化生物学での遺伝の役割だった。臨床試験の発達を通じて彼の生徒や追随者が、疫学と新たな療法の判定の中心に数学を据えた。

20世紀の発展が、早い時期の公衆衛生推進者たちの簡素な調査や表作成を変容させた。しかし、19世紀に共同体内の病気に懸念を持った人々のメッセージは残った。事実および数字は重要であるということだ。病院内でルイが非常に巧みに使った数値による方法が病院の外でも機能した。データは、病院でも、共同体でも、実験室でも重視されるべきであり、これを達成する数学的統計的ツールが現代の医学研究と疾病予防において重要性を増大させている。

# 第5章
# 実験室の医学

## 医学を科学的にする

西洋医学は、自分たちが行ってきたことは「科学的」であると考えるのが常であるが、その意味は変化してきている。ヒポクラテス派は現在であれば自分たちを科学者の一員だと考えただろう（ギリシャ人なら「自然哲学」という語を使っただろう）。ガレノスの多くの弟子たちもそうだ。彼らが行っていた医学には根本的に「科学的」と言える要素が二つあった。

第一に、根底に合理性があった。彼らの世界観を前提にすれば、彼らが行うこと（診断と療法）は道理に適うと考えられた。こう考えることはもちろん科学に関する相対主義をとることである。この考えによれば、占星術的医学も合理的であることになる。惑星や恒星が、人間の行動と地球の出来事に影響を及ぼすという前提を受容するとしての話である。占星術的医学を合理的でないというためには、その理にかなった思考過程の合理性ではなく、底流の原理の信憑性を問題にすることを考えなくてはならない。

第二に、医療は常に「経験」に根差し、「経験」は「実験」と言葉からいっても近い。たとえば「経験」により、医者と患者は瀉血には効果があると知っていたし、私たちからみれば効かないどころでなく、胸が悪くなるような数多くの療法を医者は処方していた。歴史家たちは、これを自然治癒力のおかげであるとか、治療にもかかわらず（治療のおかげで、ではなく）患者が快方にむかったとか、あるいは、前後即因果の誤謬と考えた。このような後世の判断は、当事者が「合理的」「科学的」医療だと考えたものを無効にすることはない。

しかし初期近代から、経験は実験室でしばしば行われる実験を組み入れるように徐々に変化した。「実験室」とは、誰かが働いている部屋を意味し、当初は実験室は人々の家にあり、自然の神秘を探究するに十分な暇のある人が確保していた部屋だった。昔の典型的実験室で、最もよく例示されるのは、錬金術師の実験室であり、自然哲学者が卑金属を金に変える技を求めていた。錬金術師の道具には、炉、蒸留器、試薬、天秤、そして大小さまざまな大きさのフラスコがあった。解剖学や生理学やその他生命科学に興味のある者は、解剖台、外科道具、観察下にあるどんな変数も計測するための装置を所有していただろう。ベルギーの医者J・B・ファン・ヘルモント（1579～1644年）は、若い苗木を5年間にわたって器で育て、定期的に雨水をやった。彼はこの木と土の重さをはかった。土は苗を植えたときとほぼ同じ重さで、木は164ポンドになっており、ファン・ヘルモンントは水が増加の原因と判断した。イタリアでは、サントリオ・サントリオ（1561～1636年）が、飲食物の重さと排泄物の重さを勘定に入れて、自分の体重をつぶさにはかることができる椅子を考案した。重量差は、彼が言うところによれば、「感受できなかった発汗」での減少だった。ウィリアム・ハーヴェイは「心臓の動き」と血液の循環を理解しようとする試みで、鼓動の詳細を観察するために、ヘビ、カエルなど冷血動物を解剖した。アルブレヒト・フォン・ハラー（1708～1777年）は、興奮性（筋肉の働きの一つである外部刺激に対して反応する能力）と感受性（神経の機能の結果である、感じる能力）の区別をつけるため、生きている動物に大がかりな実験を行った。医学における実験志向には長い歴史があり、しばしば計量的精神を伴った。計測できるものは知ることができるものということだった。

初期の科学実験室にあったと思われる多くの道具の中の一つが顕微鏡だった。当時から認識されていた問題としては、歪曲と収差があり、そのため歴史家たちは、19世紀以前の顕微鏡による検査を裕福な好事家のお遊びとみなしている。しかし、最近の研究では、17世紀に使われ始めてから顕微鏡が、重大な科学の議論にいかに重要であったか示している。たとえば、アントニ・ファン・レーウェンフック（1632〜1723年）は、オランダの服地商であり、独学で顕微鏡の専門家となった。ロバート・フック（1635〜1703年）は、生まれは良くはなかったが、研究の幅ではアイザック・ニュートンに比肩する人物だった。フックは、『ミクログラフィア』（1665年）で「小部屋（細胞、セル）」という語を始めて使った。顕微鏡が個人個人に新たな世界を目撃することを許すや、技術的な問題は脇において、これを使うことで切り開かれる可能性に人々は注目するようになった。19世紀に、顕微鏡が医学研究者のシンボルとなり、臨床家にとっての聴診器と同じ役割を果たすことになった。

## 細胞——より小さく

医学が病気を理解する基本単位について、着実にさらなる洗練が加わっていった。体液説は身体全体にかかわった。モルガーニは臓器を基本とした。ビシャは病理学的変化を分類したり分析したりするにあたって、組織がいかに重要か考えていた。それから、細胞が鍵になり、それ以降細胞以下の単位や分子が病気の過程変化を構成する重要な要素と同定されているとはいえ、細胞が中心的役割を担っている。

1830年代以来勝利をおさめている細胞説は、現代医学研究および生物学の礎石とみることができる。「生物学」という語は1801年に初めて使われ、「科学者」は1833年につくられた言葉である。この二語をみると、その間の数十年の間に根本的な変化があったと思われる。19世紀初期、有機体が構成される微小な単位をいくつかの理論が提唱していた。その中で、「小球」のような単位は、当時使用されていた顕微鏡の所産であった。技術的問題は1820年代末には概ね解決されていた（図18）。私たちが「細胞」と言っているものにあたるものや核をはじめとしてそれを構成するものの描写が頻繁に現れた。そして1838年と1839年に、二人のドイツ人科学者、マティアス・シュライデン（1804〜1881年）とテオドール・シュヴァン（1810〜1882年）が、細胞が基礎になって（それぞれ）植物や動物がつくられていると提起した。二人ともドイツ人だったのは単なる偶然ではない。現代の生物医学研究はドイツの大学組織内部に根差しているからである。シュライデンは、大学の植物学者であったが、シュヴァンは医者としての教育を受け、医学で最も重要な教授ヨハネス・ミュラー（1801〜1858年）の教え子だった。シュヴァンの研究者としての道はす

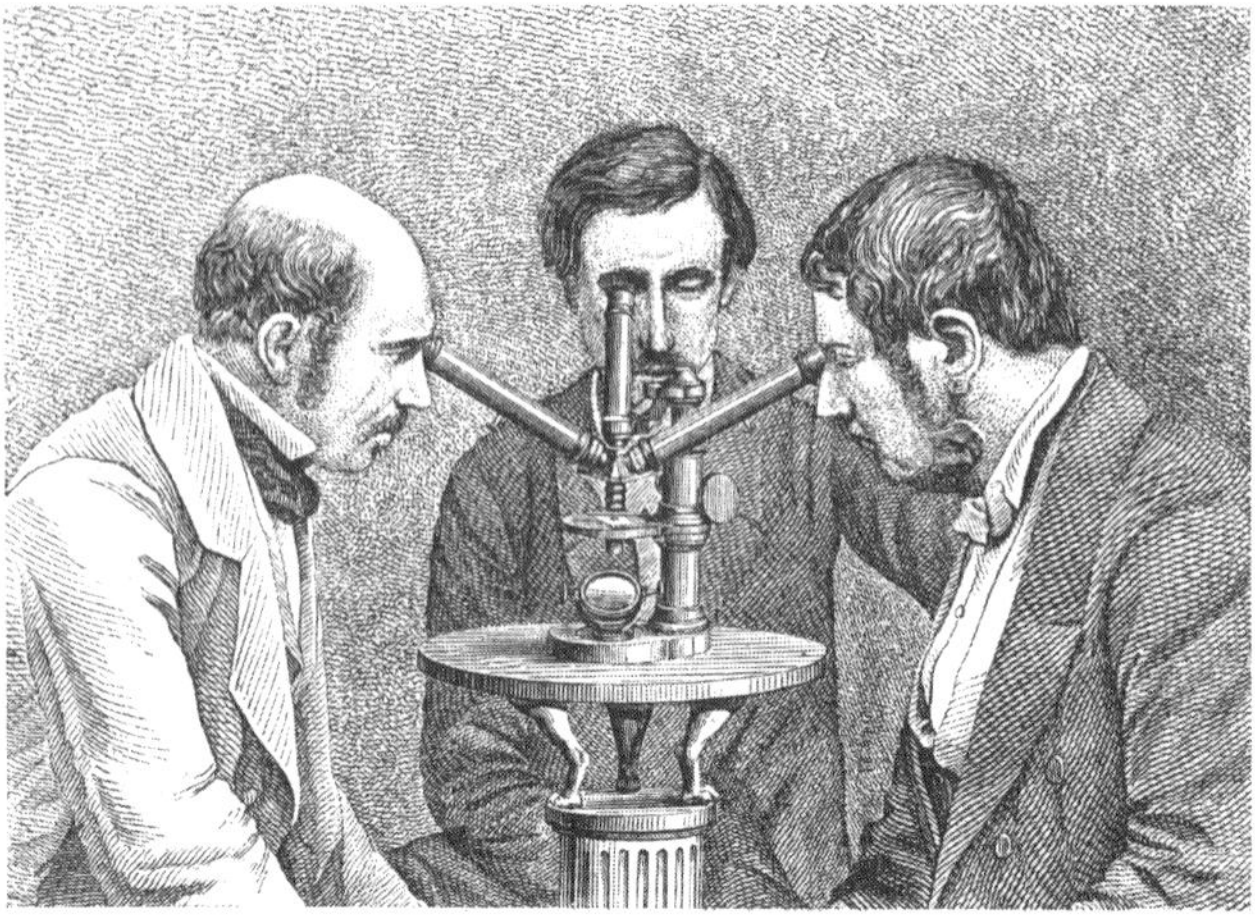

図18　顕微鏡分析で問題になることの一つは，画像を一度に一人しか見ることができないということだった．ロベルト・コッホは，カメラを使って画像を記録し，共有の度合いを著しく改善した．また，それよりもさらに共有感が強い解決法として，1871年から，このような三つの管があるものが開発され，拡大した像を客観的に確認できるようになった．

ばらしく成功し、細胞説の詳細をつめるだけではなく、発酵や消化の本質について根本的な発見をした。彼は、複雑な有機体は、結合した細胞の集合体であると主張した。それで、通常機能も病理的機能も、その実体、つまり細胞の集合の関係において理解されねばならなかった。たとえば、初期の胎児の発達において、あるいは炎症を起こした組織で、原始的細胞は、彼が「芽体」と呼んだ無定形の液体から結晶化することがあり得た。この理論は、生命とは根本的に物理的過程の産物であるという概念を持って顕微鏡が明らかにできることに合致するようだった。

シュヴァンは、確固たる物質主義を間もなく捨てて、晩年を宗教的哲学的思索のうちに過ごした。一方、彼の細胞説は一般に受け入れられ、修正されて医学に応用された。とくに19世紀ドイツの医科学における最も重要な人物であるルドルフ・ウィルヒョー（1821〜1902年）がそれを行った。ウィルヒョーは、好戦的になっていたドイツ社会にあって生涯自由主義的であり、若いときには、政治的急進性をも持っていた。彼は革命期に若い医者の改革者グループの先頭に立ち、ベルリンの革命論者たちが建てたバリケードで時を過ごした。その時期には、1848年のコレラの流行があった。彼を表舞台から追いやるために、プロシア当局は、現在のポーランドの上シロンスク（当時はプロシア勢力内）での発疹チフス流行の調査のために彼を送った。彼は、疫病が社会的疲弊、貧困、文盲、政治的不公平のせいで起こっているという、当局が望まない報告書を書いた。こうした伝染病は、民主主義、教育、経済的正義によって制御できると彼は論じた。医者の大切な役割は、そのような改革が必要だと訴えることだと彼は信じていた。医者は本質的に貧者の味方だった。病気の経済的社会的原因に、医者という職業は緊密な関係を持つからである。

ウィルヒョーは、常に政治と衛生改革への関心を持ち続けて、ドイツ議会とベルリンの公衆衛生審議会に携わっていた。彼は政治体と人間身体をなぞらえて語るのを好み、細胞は政治体の市民にあたるものである。だから、医者は日々の仕事で貧困が健康に与える悪影響に立ち向かわなければならなかった。この信じがたいほどのエネルギーに満ちた男は人類学と考古学にも興味を持ち、数誌の雑誌と何巻にも及ぶ書物を編集した。彼が創刊し、半世紀以上にわたって編集した病理学雑誌は、現在でも続いており、『ウィルヒョース・アルヒーフ』として知られている。彼はおもに病理学者として知られている。顕微鏡が病気の過程を理解する鍵であると確信して（学生には「顕微鏡的に見るようになれ」と教えた）、ウィルヒョーは、細胞説を医学に応用した。シュヴァンの「芽体」が、初期の胎生発育のような、あるいは組織の炎症反応のような、新しい細胞のもとであるというのを疑うようになり、そうではなくて、「すべての細胞は母細胞から」生まれると論じた。この標語自体は元来彼のものではないが、細胞は結晶するものではなく、あるいは自然発生するものでもなく、常に細胞分裂の結果そこにあるのだとウィルヒョーは科学者たちを説得した。1850年代に彼の細胞病理学をおもに自分の雑誌に載せた一連の論文で詳説し、1858年には、ヴュルツブルクの病理学教授を7年間務めたあと、ベルリンに戻り、一連の講義を『細胞病理学』として出版した。その中で、細胞がどのように生理学的病理学的活動の基本単位となっているのか、急性および慢性の炎症、がんの増殖と転移や刺激や圧力のような外的刺激に対する身体の反応のような臨床で日常的に起こる事項を細胞で概念化するとうまくいくことを示した。より一般的に生物学的原理を考察していくにあたっても、細胞を病理学の中心に据えた。

ウィルヒョーは、静脈炎、塞栓症、がん、類澱粉症（現在でもまだよくわかっていない珍しい病気）などさまざまな病気について多くの重要な観察を行った。彼はまた19世紀に最も影響力を持った病理学の教授であり、のちのこの分野の多くの主導者がベルリンの彼の研究所で学んだ。彼は動物実験を行ったが、その仕事の多くは、病理組織と細胞を調べ、患者の病歴と自分の発見を関連づけることにむけられた。組織を薄片に切断するミクロトームを使ったり、細胞核や細胞質など細胞の特徴を目立たせる彩色を使うなど顕微鏡技術の発達を経験した。彼は実験を得意としたが、実験病理学が本格化するのは、ウィルヒョーの晩年、細菌学が登場する頃となった。ウィルヒョーは興味を持って細菌学についていっていたが、心から是認することはなかった。

## 細菌――新たな福音

医学の殿堂において、ルイ・パストゥール（1822～1895年）ほどに崇敬される人はめったにいない。私の生まれ故郷のテキサスのジョーク風に言うと、「聖ルイ」と言いたいくらいである。彼が医者の資格を持たず、物理学と化学の教育を受けた人であるということは、医学における科学の重要性が大きくなってきていることを物語る。彼は一生の仕事の大部分を実験室で行い、患者がいる臨床にかかわったのは、人生の後期であって、それも、彼が開発した狂犬病ワクチンを医師たちが注射するのを観察するためであった。このことは、近代医学の全体図における実験室の重要性をよく表している。

伝統的には、細菌理論は効果のある、それゆえ現代医学の始まりと考えられている。修正主義の歴史家は、次のことを指摘することがある。微小な有機体が歴史上重要な疾病（発疹チフス、結核、梅毒、コレラ、マラリア、天然痘、インフルエンザなど）を引き起こしたという発見について何らかの合意が得られるまで何十年もの議論を要した。さらに、パストゥールの死後かなり経っても医学は療法として無能なままだった。ＨＩＶやラッサ熱、レジオネラ症といった新しい病気の出現、微生物の薬に対する耐性の発現、西洋社会における非伝染性の慢性病の広まりにより、細菌説は別の視点を得た。１９５０年代から、バーミンガム大学の社会医学教授トマス・マキューン（１９１２～１９８８年）は一連の重要な論考を出版した。その中で、西洋社会の死亡率の低下はおもに栄養状態の改善と全般的生活水準の向上により達成され、公衆衛生の貢献は現代に極めて近い時期までごく小さかったと論じ、影響力を持った。

このように修正主義の考えで19世紀医療を位置づけると、パストゥール、ロベルト・コッホ（１８４３～１９１０年）やその他の微生物学、細菌学、そしてそれに伴う実験的学問分野の主唱者たちは、興味深い研究を行っていたかもしれないが、それが患者や平均余命にとっての根本的重要性は強調されすぎてきたと言っている。正確には、彼らが何を発見したのか、そしてそんなに重要なことだったのかと問うている。

細菌やその他の微小な有機体を最初に見たのはパストゥールではなかったし、「病気のもと」のことを最初に語ったわけでもなかった。それでも、１８５０年代末からの彼の研究は、すばらしい論理を備え、偶然の観察と機会を組み合わせて、個々の部分よりも全体が大きくなるようなかたちで、研究のキャリアを結びつけていくことができた科学者は、彼をおいて他にいない。彼は結晶の実験を通じて微生物に興味を持つようになった。ふつうの化学的方法で得られる酒石酸（なめし技術の副産物）の結晶は、常に光学上中性であったが、微生物が働いた後で得られたものには偏光があった。これにより、彼は生物には特別な能力があると確信し、パン作り、醸造、発酵に使われる酵母菌その他の産業上重要な有機体の特質を研究するに至った。

自然発生に関する象徴的実験が1860年代初めの数年にわたって彼の関心を占め、ダーウィンの『種の起源』（1859年）出版後の世界に特別な影響を与えた。彼の有名な白鳥の首型のフラスコは、私たちが愛情をこめて抱く彼のイメージを形成している。彼は、煮沸した後に外気との接触を排除するためにそのフラスコを考案した。彼にとってこの実験は、微生物は自然発生しないことを示すもので、彼と同様の実験を行い、生物が発生しているのを見て彼に反論した同僚との間の論争に勝った。パストゥールの実験ノートによれば、彼の実験もときおり失敗した（つまり微生物がフラスコに入りこんだ）が、こうした結果はだまって捨て置いた。彼は枯草菌（炭疽病を起こすものに似ている）の実験を行い、このバクテリアの胞子状のものは熱に強く、パストゥールの実験に「反する」結果になる。これを伏せて、パストゥールは論敵を打ち負かした。彼はいつも勝馬を選び、選んだ後は決してブレることなく、それを離さないすばらしい才能を持っていた。

自然発生の実験とともに、パストゥールは、ビール、ワイン、牛乳の酸敗など発酵の原因としての酵母やその他の微生物の役割を精力的に調べた。シュヴァンらドイツの科学者たちは、これらの日々必要である重要な反応は単に化学的であると考えたが、パストゥールは、生物がそれには必要であり、生物が進める過程であると主張した。彼は、ワイン生産者やビール醸造者にとって重要な実用的知識を提供し、牛乳などを滅菌して悪くなるのを遅くする「パスチュアライズ」の方法を導入した。

1870年頃には、彼の名声たるや非常なもので、フランス政府は絹産業を脅かしていた蚕の伝染病とみられていたものを調査してもらうことにした。彼は家族を連れていって、働いてもらい、原因と考えられる二つの微生物を同定し、害を起こさないようにするにはどうしたらいいのかを示した。この仕事の後に、彼は病気の「細菌説」のことを話すようになり、バクテリアが病気を起こす能力について研究するようになった。医師ではない科学者である彼に似つかわしく、動物と人間の両方がかかる炭疽病に取り組んだ。炭疽病は特殊だった。多くのバクテリアによる感染と違って、動物や人間が炭疽病を患うと、血液塗抹標本には顕微鏡を通してバクテリアがよく見えた。このバクテリアが原因物質であると考え、彼（とライバルたち）は、病気になることなく免疫を形成することができるように、これを「弱毒化」する方法を模索した。炭疽病のワクチンとして成功したものができたと考えて、彼は大胆な賭けにでた（彼は広報がうまく、メディアを操作することができた最初の主要な科学者である）。彼はジャーナリストたちを呼んで、農場の動物に免疫を与えるのをみせ、そして強毒性の炭疽病の細菌を注射してみせた。そして公開された結果は、ワクチンで保護されていなかった動物の多くが死に、ワクチン接種を行った動物は一匹も死ななかった(「ワクチン」という語を、ジェンナーを称えて予防接種一般を指す語とした)。これは世界中に知れ渡った。

炭疽菌実験のあと、パストゥールは、公の場で生きる人となった。彼に覚悟はあった。その最後の主要な発見は、狂犬病の治療であり、比較的珍しい病気であったが、ひどい死に方をするので恐れられていた病気である。パストゥールは狂犬病を手探りで研究しなくてはならなかった。なぜなら、狂犬病は(現在の私たちにはわかっているが)ウイルスによって引き起こされ、これは微小な有機体であって、パストゥールの時代にはそれが起こす結果のみによって知られるものだったからである。天然痘、黄熱病、麻疹、インフルエンザなど多くのウイルス性疾患がすでにその存在を知られていた。「ウイルス」という用語は病気を起こす毒性のあるものとして一般に使われていたが、正確な生物学的な意味が与えられたのは20世紀初期のことだった。これは、濾過性有毒素と言われ、バクテリアや大きな有機体を捕らえるフィルターを通過してしまう微小な物体を意味する。組織培養法、やがては電子顕微鏡によって、ウイルスの特定と分類が可能になった。

パストゥールにとって、狂犬病「ウイルス」を扱うことは、培養の方法を知らない物体の仕事をすることでもあった。狂犬病の症状から冒されているのは神経系であると判断して、ウサギの脊髄で実験し、感染した物質を次々と用いることで、狂犬病の「毒」の強度を制御する方法を知るようになった。狂犬病の犬などの動物に噛まれたときと、犠牲となった人の症状が出るまでの潜伏期があるということは、噛まれた人の抵抗を促す時間があるかもしれないということだった。見極め困難なことが多すぎて、そのような大胆な試みは現代であれば研究資金提供機関の最初のハードルも超えないであろう。パストゥールの計画全体は、彼や同時代人たちが狂犬病やウイルスについて知っていたことを考えると、（ギリシャ人に言わせたら）不遜の極みと評される資質を持っている人でないとできなかったであろう。しかし、ギリシャ悲劇の主人公とは違って、パストゥールは狂犬病治療をやり遂げ、科学のスターから科学の聖人へと登りつめた。彼の最初の一般患者であるジョゼフ・マイスターは、狂犬病だったと考えられる犬に噛まれてから生き延び、他の患者たちも治療された。狂犬病治療は世界的に注目を集め、ヨーロッパ中から（時間が重要だった）パリに注射を受けに患者がやってきた。多くの人たちは、医学的研究は行う価値があるものであると考え、資金を提供した。パリのパストゥール研究所は、一般の人々の寄附が資金の多くを占めた。鳴り物入りで1888年に開設され、フランスやそれ以外の地に次々と多くが続いた。このような各地のパストゥール研究所はワクチン製造および生物学的製剤に精力を傾注した。パリの本部はワクチンを製造したが、第一の目的

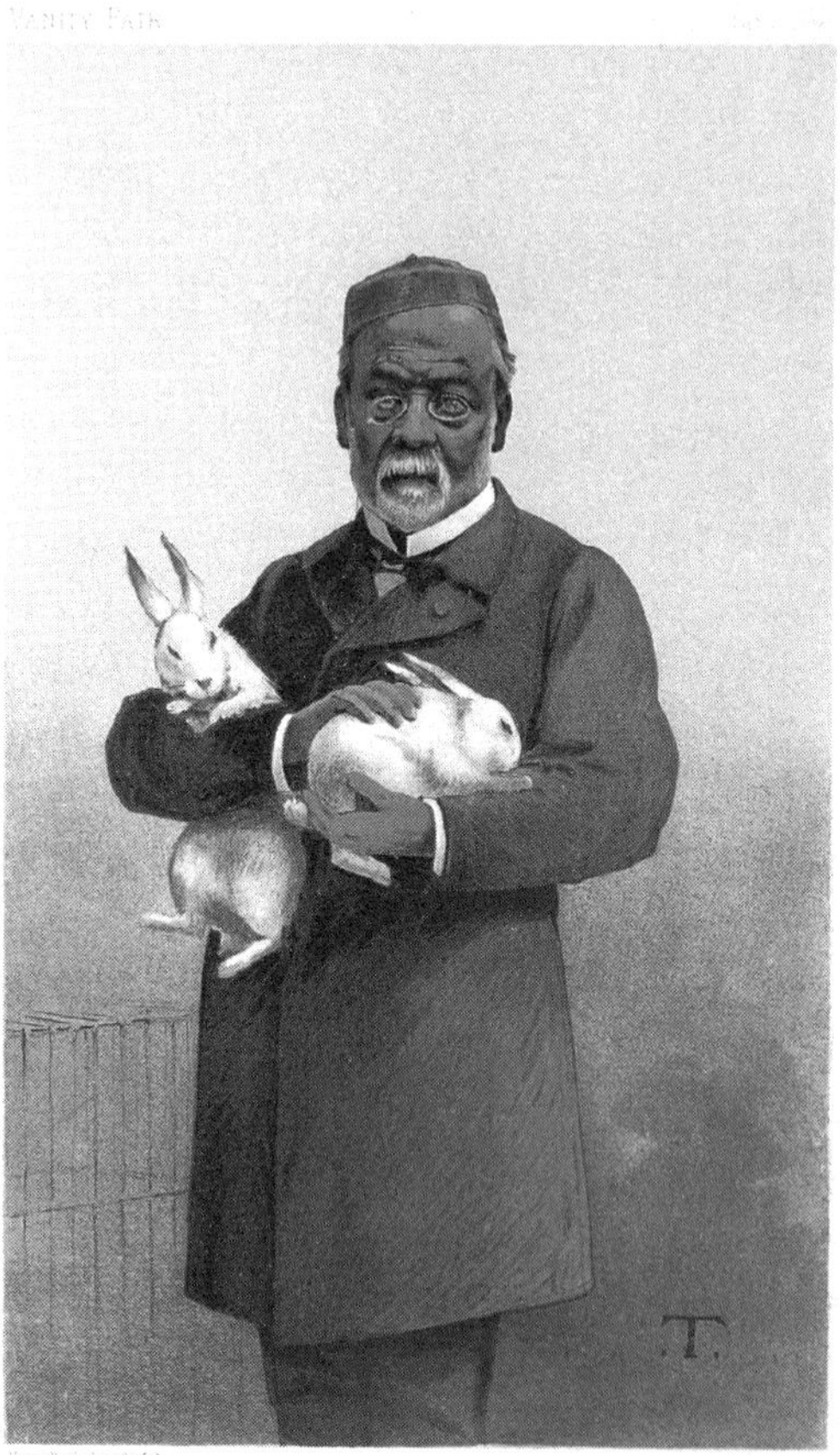


図 19　ルイ・パストゥールは，19 世紀に最も頻繁に肖像が描かれた科学者である．これは，1887 年の『バニティー・フェア』掲載の版画で，彼はウサギを 2 羽抱えている．ウサギは，彼の狂犬病研究にとって重要だった．『バニティー・フェア』は，1868 年から 1914 年まで出版され好評を博した週刊誌で，そこに一連の肖像が載ったのは，たいへん有名な人物だけだった．

を医学研究とした。パストゥールは、自分の名を冠した研究所を仕切ることで最後の7年を過ごし、彼はそこで生き、死に、埋葬された（図19）。

ロベルト・コッホも、いくつかの研究所の所長を務めた。彼の場合はドイツの国家機関であり、ここにドイツとその他の国の間の科学研究の位置づけの違いが表れている。普仏戦争（1870～1871年）において、ビスマルクが率いるプロシアにフランスが敗退し、フランスとドイツの関係は悪化していた。科学は国際的で客観的、人種、宗教、国籍、性別を超えるものであると考えられていたし、いまでもそう想定されるが、現実はしばしば異なっていた。コッホとパストゥールは、個人的にも仕事においても両国間の敵愾心を代表していた。普仏戦争の後、パストゥールはドイツ連邦諸国から送られた栄誉の称号などを返還し、ドイツビールを飲むのを拒絶した。コッホは、フランスの微生物学や免疫学の発見と出合ったときには、是が非でもそれに対抗しようとした。彼らが国際学会で会うと、礼儀正しく振る舞ったが、互いに冷淡だった。

初期の細菌学は両者を満足させるような発見に満ちていた。彼らは科学に対してまったく異なる態度を持っていた。パストゥールはフラスコで微生物を培養することを好み、培養液の栄養素を間断なく取り替えていた。彼は研究を親しい同僚に知らせるのみで、できるだけ秘密にしていた。コッホは、1世代若く、技術的に正確だった。彼は顕微鏡写真法を導入し、客観的データを世の中に示した。彼のバクテリア培養は、雑菌混入を最小限にすべく寒天の固形培地だった。彼は滅菌装置の使用の先駆けとなり、弟子のペトリはペトリ皿を導入した（図20）。コッホは医学的細菌学者であり、パストゥールは微細なものの世界に魅了された微生物学者だった。パストゥールは栄光から栄光につつまれた人生を送り、コッホは輝かしい達成の数十年があったが、晩年には若き日の科学的栄光を求めながら、手に入れられない苦い年月を送った。

コッホの最初の重要な仕事は炭疽病だった。普仏戦争直後の一般医として、彼はこの複雑なバクテリアのライフサイクルを研究した。これは、何年も土中に眠ることができるという、その能力を説明する胞子形状を持っている。この研究に感心した老いた先達がコッホのために研究設備を確保した。最初の頃の結果は、驚くべきと言っていい。上述した技術革新、創傷感染を起こすバクテリアの役割についての重要な研究、それに加えて、19世紀の最も重要な病であった結核（1882年）や最も不安をかきたてる病であるコレラ（1884年）を起こす原因物質の特定である。どちらの同定も相当な技術的達成だった。結核菌は培養しにくく、成長が

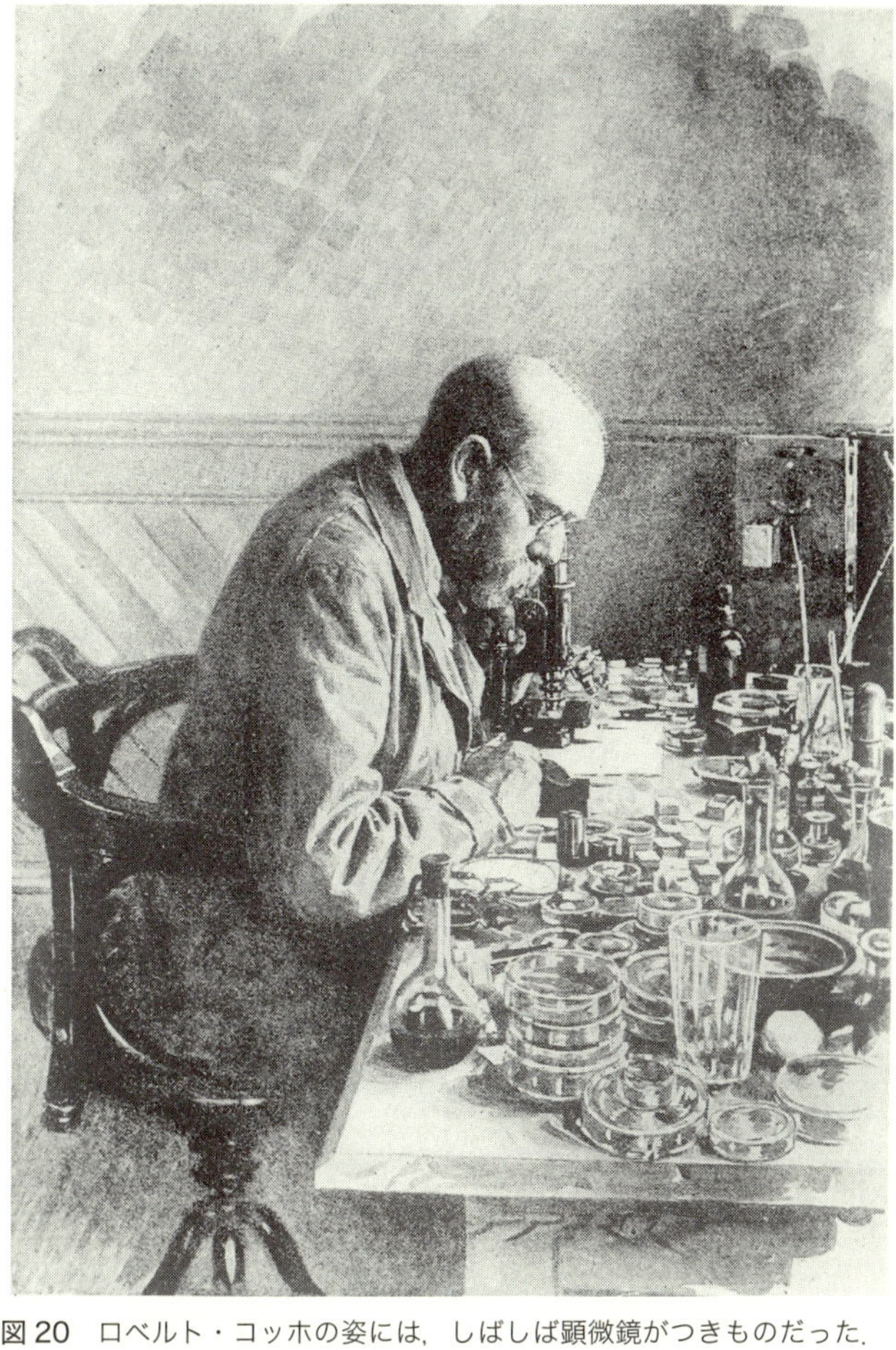

図 20　ロベルト・コッホの姿には，しばしば顕微鏡がつきものだった．この 1896/7 年の南アフリカでの画では，フラスコやペトリ皿など，細菌学で使用する道具に囲まれ，実験室で熱心に研究する科学者として描かれている．西洋科学が行われるところならどこにでも実験室があった．

遅く、染色も困難だった。また、細菌によって起こされる見込みが高い疾病ではなかった。慢性病であり、体質や環境に原因があると論じている多くの文献があった。

コッホがコレラ研究を発表したのはインドである。１８８３年に仏独両探検隊がエジプトに行った後、コレラの急激な流行を調査するため、彼はインドに赴いた。フランス探検隊では、有望なパストゥール派の若者が瀕死の状態になっていて、何の有益な結果を持ち帰ることもできず、惨憺たる有様だった。コッホと仲間の研究者が、エジプトで同定したのはコレラの病原体であるとコッホは信じていたが、常にあまりにも多くのバクテリアが活動しているので、腸内に見られるどの生物が問題であるのか確信を持つことは難しかった。そこでコッホはコレラの本拠地ともいえるインドに赴き、飲み水とコレラ患者の排泄物の両方に、コンマ型の有機体を発見した。コレラは、不潔、汚水、水面があまりにも生活に近いことなどが引き起こす病気だと考えられていたので、コッホによる特定の病原菌発見は受け容れられるのにかなり時間がかかった。ドイツの衛生学の第一人者、マックス・フォン・ペッテンコーファー（１８１８～１９０１年）は、原因となるいくつかの要素の相互関係が必要だという独自の理論を持っており、「細菌」はその一つにすぎなかった。有名なパフォーマンスであるが、彼は、コッホが言うところのコレラを起こす細菌が入った瓶からコレラ菌を飲み干したことを明らかにしたが、軽い下痢を起こしただけで、コレラらしきものにはまったくならなかった。コッホのバクテリア論は1890年代でも依然として賛否両論があった。ロシア生まれの細菌学者バルデマール・ハフキン（1860〜1930年）によってインドで作成したコレラワクチンが効果をある程度みせてから、趨勢が変わり、糞便が飲み水を通して病気のもとになっているというのがたいていの疫学的問題に解答を与えているように思われた。

1890年代までに、細菌学に関する医学の見解は科学的に洗練されて、ある特定の有機体が特定の病気を起こしているのかという問題が議論され、あるいは免疫学と病態生理学のことがわかってくるにつれて、バクテリアの毒性の特質が問題になっていった。細菌学の原理が医学教科書に入っていき、多くの医学生が書斎でもそれを学ぶことができたであろう。それでも、まだ拒絶する人々もいた。また、バクテリアは感染症で決定的な役割を果たしているが、それだけではないと考える人々もいた。因果関係があると考えることは、コッホの前提であり、彼は言外に含ませていたが、はっきり言語化してはいなかったのに対して、弟子のフリードリッヒ・レフレル（1852〜1915年）は、ジフテリアについて次のようにはっきり書いている。

もしもジフテリアが微生物によって引き起こされる病気であるとしたら、三つの前提が満たされなければならない。三つの条件は、病気の寄生的性質を表すために必要である。

1．その有機体が、疾病に冒された組織に特徴的な形状を持って常に存在していなければならない。

2．病気を引き起こしていると考えられるその有機体は、分離し、純粋培養をすることができなければならない。

3．そのように純粋培養された有機体は、実験的に病気を起こすことが示されなければならない。

コッホの公準を満たす病気は多くなく、細菌学者や免疫学者が感染症の病態生理学を研究すればするほど、全体像がより微妙なものであることがわかっていった。みたところまったく病気にかかっていないような人の皮膚、腸、咽頭、体液から、バクテリアを培養するのは容易であり、こうしたバクテリアは、病気にかかっている別の個人から採取したバクテリアと同一だった。こちらの医者が原因であると特定した多くの細菌を、あちらの医者は疑っていると懐疑的な人々は指摘した。細菌はのちに他の原因と考えられることになる多くの条件と関連づけられた。コッホ自身も、「保菌者」の状態を特定し、これはチフスのメアリのケースで重要であり、まったく健康な個人が「保持している」病原性細菌だった。多くの病気の突発的流行では、調査をしてみると、病気にかかる人と、同じように病気の危険にさらされながら難を逃れる人がいるという複雑な問題を投げかけた。ウイルス性疾病は、「細菌性」疾病と同様にみえたが、病原体を見ることはできなかった。現在ではウイルス性疾病だと認識されている多くの病気の病原体はバクテリアだと考えられた。信じてもらうしかなく、医者たちは合意に達していなかった。

### 細菌・医学・外科学

細菌学について、合意は得られず、また、科学の名のもとに少なからぬ戯言が語られていたが、理論的な二つの理由と実践的な二つの理由で、細菌学を信ずることは正当化されうることだった。理論の側面の二つの理由はいずれもまったく新しいというわけではなかったが、どちらも細菌理論の後に明らかになった。第一に病気の原因と患者の身体を切り離すことである。細菌は外的なものであり、個人のそれに対する反応は身体内部で生起している現象を通じて理解される必要があったが、原因は別の所にみつけねばならなかった。病気は、患者に対して起こるものであり、病気を誰かのせいにする文化は消えたとは言いがたく（とくに性病やいわゆる生活習慣病に関しては依然としてそれが強い）、細菌学により、患者と病気の原因は基本的には別のものと考えることによって、医者にとって診断のための客観的基準を発展させやすくなった。

第二の細菌が持った理論的含意は、疾病の特異性が強調されたことである。初期の衛生運動は、多くの流行病を実は同一の疾病であると考え、共同体の違いに応じて特徴をかえていくものだと考えていた。「不潔病」は、エドウィン・チャドウィックにとって一つの診断分類であり、発疹チフス、腸チフス、コレラ、丹毒、猩紅熱などの流行病のどんなかたちをとろうとも、狭小住居に窮屈に暮らす都市貧民の間に広まる病気だった。細菌が、異なる「熱病」のそれぞれの差異の生物学的根拠を与え、最終的には、熱を病気そのものではなく、病気の徴候とした。疾病分類が主要な医学的問題となったのは、死亡（およびその原因）届が産業化国家で一般化してのことだった。主要な流行病、とくにコレラについての関心は国際的だったため、死亡原因記録が国境を越えると理解されないようでは使い物にならなかったのである。疾病分類への関心は、科学的医学的用語をより正確にすることに広く努力がむけられていたことを語る。

細菌理論の実際面での影響は広範だったが、二つの点を強調しておこう。まず第一に、殺菌手術であり、そして無菌手術である。１８４０年代からのエーテルやクロロフォルムといった麻酔剤の使用によって、痛みを制御できるようになったのであるから、外科医たちにとって、ものごとの優先順位が変わった。この二つの物質は、化学研究の産物であり、臨床にとって実験室の研究がいかに重要であるかを示す。ちなみに、エーテル麻酔は、米国が医学史の重要事件の舞台となる最初の例である。ただしそれは、先取権争いで醜聞にまみれ、特許取得は認められず、若き才能ある外科医たちの人生を誤らせた。エーテルを使った最初の公開手術は、1846年10月16日にマサチューセッツ総合病院で行われた。その知らせが瞬時にヨーロッパまで広まった（当時の「瞬時」は船が大西洋を越えるだけの期間である）。そして、ヨーロッパ諸国各地では、その新物質を使ったその地域での「最初の」外科手術を嬉々として記録している。エーテルに続いて、それから1年もしないうちにクロロフォルムが現れ、患者の痛みを取り去る他の物質はないか、研究の競争の火蓋が切られた。

論争のなかった医学革新はなく、麻酔も例外ではなかった。出産の場での麻酔の使用については、聖書の教えに従って、イヴの出産は痛みを伴うべきだと信ずる少数の人々が反対した。負傷兵が手術に耐えるためには、痛みの刺激を必要とすると考える軍医もいた。麻酔剤を使った手術で死亡例が起き、その物質が危険なものであることを医者は認識した。こうした問題は、当時の記録で強調されているが、真に重要なのは、医者と患者の間で、痛みを制御できるという信念が急速に広まったことであり、これは麻酔剤の初期の歴史の注目すべき側面である。麻酔はすなわち、外科医が手術により時間をかけて差し支えない状況をつくり出した。そのため、傷ついた組織を保存することがより簡単になった。しかしその一方で、開いた傷口が空気に触れている時間が長くなり、手術後の細菌感染の危険が増すことになったのである。その結果、麻酔は外科医が行うことができる手術の範囲を広げたが、患者が手術を受けて生存する確率を必ずしも高めたわけではなかった。

麻酔薬は近代手術の基本となった。殺菌法、なかでも滅菌法が第二の側面だった。殺菌手術は、1860年代末にジョゼフ・リスター（1827〜1912年）が開拓した。リスターはクェーカー教徒の家系だった。父親が色消し顕微鏡の開発において一助を担った人物で、科学志向の家に育ったということだ。ロンドン大学ユニヴァーシティー・カレッジでロバート・リストン（1794〜1847年）が行った英国で最初にエーテルを使った手術に彼は立ち会っていたといわれている。リスターはまだ医学生だったときに、顕微鏡使用法について優れた論文を数本発表し、ユニヴァーシティー・カレッジ卒業後にさらに外科術を学ぶため、エディンバラに向かった。そこで、教授の娘と結婚し、20年ほどをエディンバラとグラズゴーで過ごし、その間の1867年に殺菌手術法を導入した。

リスターは、発酵、腐敗、その他の生体が示す過程における微生物の役割についてのパスト

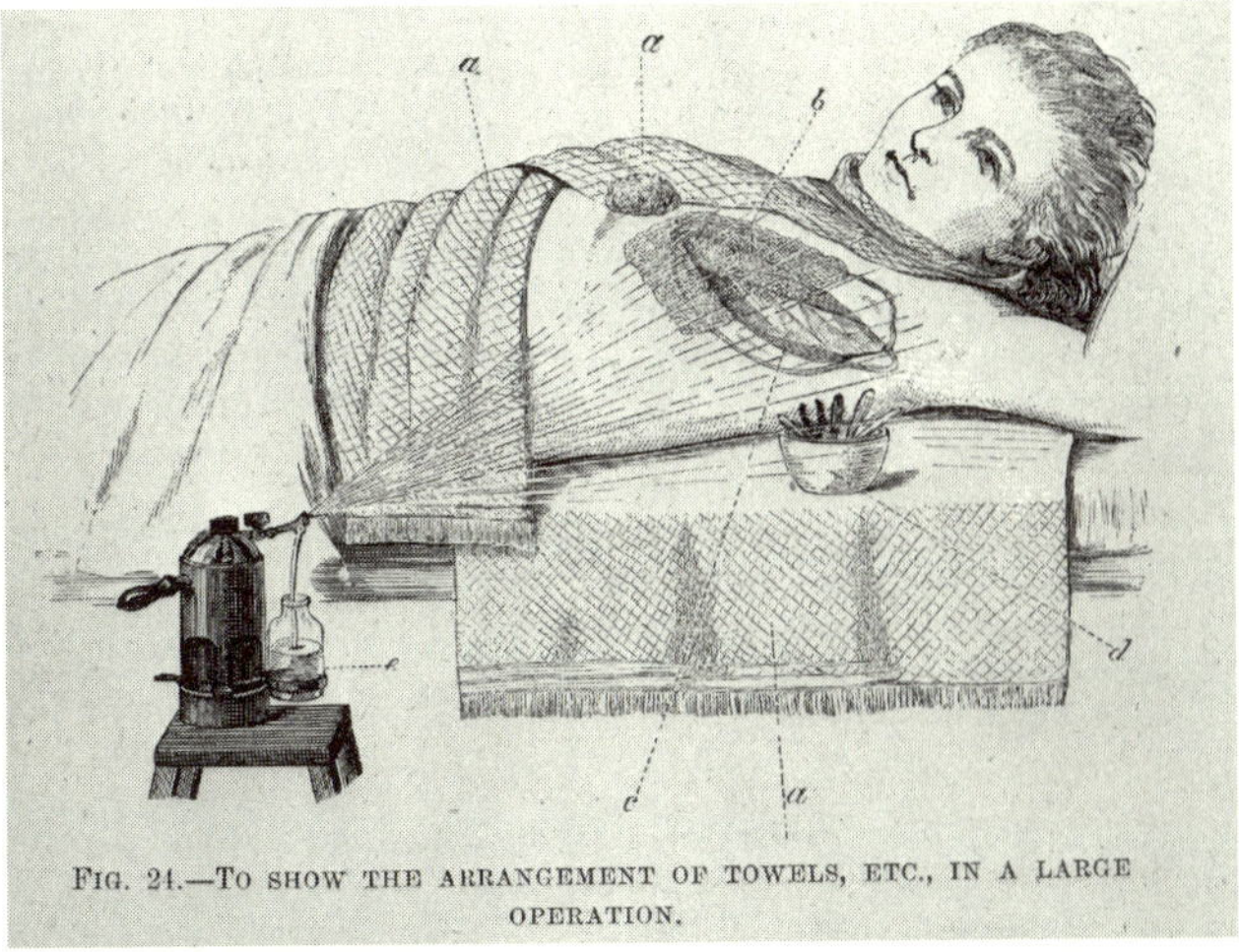


図21　乳房切除手術準備の様子．ジョゼフ・リスターの殺菌手術を実際に行う場合には，どんなに厄介な準備を必要とし，どんなに面倒かを示している．この図は，弟子のサー・ウィリアム・ワトソン・チェイニーによる著作（1882年）から．

ゥールの研究に刺激を受け、研究論文でパストゥールを参照している。パストゥールの洞察を、石炭酸を使って汚水を消毒することができるという知識と組み合わせ、外傷に石炭酸を使った包帯を施すという治療法で、複雑骨折（折れた骨が皮膚を貫通して外気にさらされている状態）に対応できることを示した（図21）。複雑骨折の通常の対処は、切断手術であったので、傷をふさいで四肢切断せずにすむように試みるのはまれだった。リスターが持っていた考え方の基板は複雑で、のちに自分の初期の仕事が、消毒の仕組みが外傷感染の細菌理論に根差していると思わせるように再構成した。しかし、実際には、パストゥールの自然発生についての実験が、フラスコからゴミを除去していたように、リスターも、空気中のゴミ粒子が汚染の元を運ぶという基本的な信念を持ち、石炭酸に浸した包帯で傷を覆うことにより、傷を汚染する原因を絶っていると考えていた。

リスターの殺菌法が成功し、彼は学生にそれを教え始めた。しかし、多くの外科医が殺菌法を使わず、とくに、清潔にすることでよい結果を得ていた外科医たちが反対した。普仏戦争により、予想外の好対照が明らかになった。ドイツの外科医が彼の方法を採用したのに対し、フランスの外科医は概ね抵抗したからだ。ドイツでの手術結果がフランスにはるかに勝り、リスターの名が特定の外科技術と結びつけられるようになった。リスター自身はかなり保守的な外科医であり、四肢、関接、膀胱、身体表面といった伝統的な外科医の守備範囲を守っていた。

リスターは自分の消毒法の改善を続け、石炭酸のスプレーを導入して、手術で切開した部分の術後の処置を変えていった。彼の施療は良い結果を生み、国際的名声を獲得した。リスターとパストゥールは、互いに尊敬し合い、19世紀末によく行われるようになっていった国際医学学会で同席することが多かった（図22）。外傷感染でのバクテリアの役割が認められるようになると、彼の方法を支える理論は徐々に変わっていき、新たな細菌科学と同一視されるように

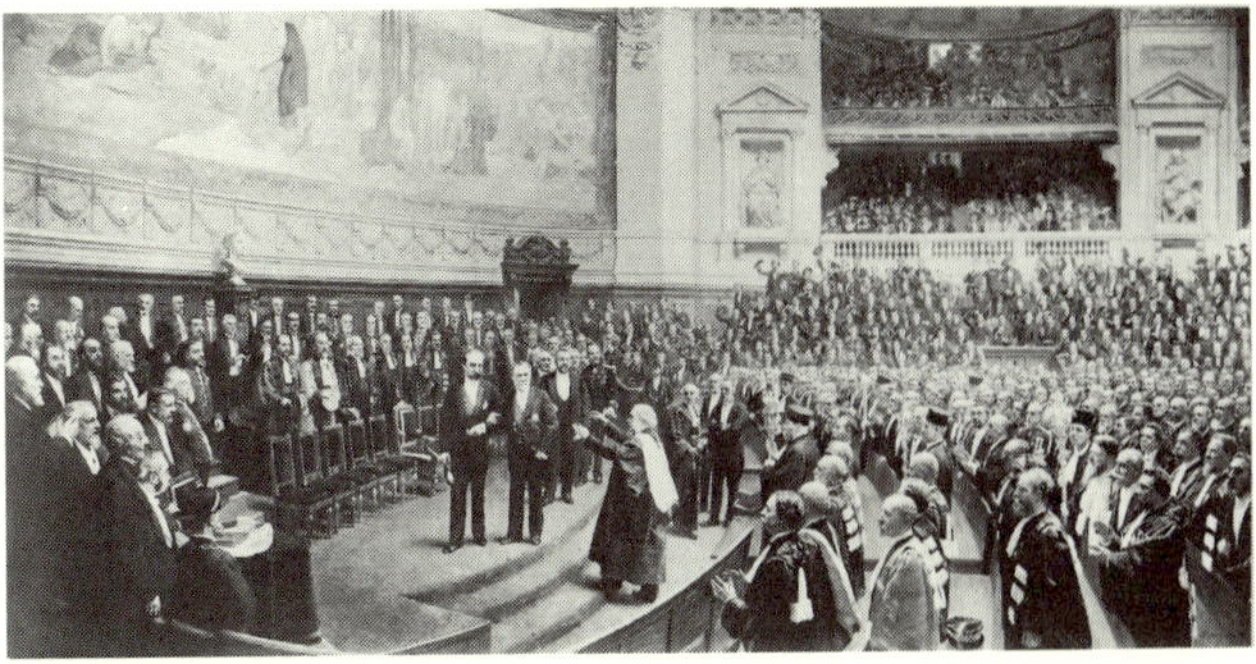

**図 22**　医科学者，英雄になる．ルイ・パストゥールの 70 歳の誕生日（1892 年）は，国際的行事となり，ジョゼフ・リスターが，何千もの人々を前にして，師に祝いを述べている．

なっていった。いずれにしろ、殺菌外科術は短命で、やがて無菌法が広まった。その目標は、細菌を殺すことではなく、そもそもその侵入を防ぐことであった。無菌法は、装備、道具、包帯、外科医の手、患者の皮膚などから、バクテリアをできる限り完璧に除去した。これが想定しているのは、身体組織には、初めは細菌がないという原則であり、バクテリアを手術の間に防ぐことができれば、外科医たちが昔から「一期癒合」と呼んでいたように、化膿せずに傷が自然に治癒するのである。無菌法により、身体の三つの主要な空洞、つまり腹部、胸部、頭蓋をメスで切り開けるようになり、世紀末に外科学は医学の花形になった。コッホらが細菌学の実験室に導入した技術が、手術室での応用をみることになった。手術室は、病院の中で、特別に設けられ、注意深く管理される空間になっていった。

外科医たちが、かつては介入できなかった身体部分を手術したが、当初の成功率が極めて低かったのは、出血多量や感染など別の問題が起こっていたからである。たとえば消化管は両端で外界に開いており、身体の多くの部分と違って無菌状態にならないのだ。また、執刀好きな外科医たちは、「切開すれば治癒のチャンスあり」の格言を確信し、診断はできてもお手上げだった症例の多くが、にわかに根本的治療に親和性があるかのように思えたからである。過去を非難する前に、私たち自身の時代の心臓移植手術の初期の死亡率を想起するべきである。現代の医療審査のシステムはなく、外科医と患者の個人的関係で手術が決められていた。そして、今日ならば外科的状況だとは判断されない状況も執刀の対象になっていた。ヒステリーや生理痛の際に、子宮摘出が行われ、便秘や慢性疲労で腸がかなり取り除かれ、子どもの疳の虫の予防として扁桃腺を取り除くという大げさな根治法がこの時期に頻繁に行われた。20世紀初めに「病巣感染」理論が流行り、狂気を含むさまざまな病気にあたって、腸、歯、扁桃腺などの器官を切除することを正当化するのにその理論が使われた。

そうして、現代的外科術は、外科医と患者の間の新たな力関係のうえに成り立った。外科医ができることが増え、患者は外科医を信じる必要があった。歴史書は、異様な手術や、死亡率が高く、成功する見込みの少ない手術を強調する傾向にある。第一次世界大戦前の半世紀の間の外科術の目覚ましい技術発展をみると、外科術は周辺の諸方法（輸血、抗生物質、集中治療室の監視など）よりも早く発達し、現代の医療の現場を治めている倫理基準はまだ存在しなかった。外科医たちの診断手法と技術的能力には大きなばらつきがあり、患者は、どの外科医にするのか慎重に選ばなければならなかった。それは現在にも当てはまる。

細菌理論の第二の主たる実践上の遺産は、感染症や流行病の発生源とパターンを理解し、適切に対処する能力であった。これは、実験室の医学が共同体の医学に情報を与えたことを意味する。細菌学者たちは、旧式の衛生学者たちと違って、「専門家」であり、政府や政治家たちに対して強い影響力を持った。チャドウィックは「清潔な」水を推奨したが、何を清潔というのかが変化したのは、特定の病原菌が水媒体で伝染することが認識されたからである。それゆえ、飲用とする前に水を分析する必要があった。食品添加物、肉の品質、空気の清浄さ、その他私たちが消費する多くの物についても同じことがいえる。それを定義する仕事を主導したのは科学者であり、あらゆるものを含む公衆衛生の基礎が提供されたのである。

## 生理学――新たな厳密性

医科学の中で細菌学は、19世紀末に一般人の生活に最も大きな影響を与えた。それに対して実験生理学は、最も際だった抗議を受けた。生理学者が生きた動物で組織的に実験を行ったからである。細菌学者もたくさんの動物を使ったが、彼らの実験は、実験生理学とは違って人々の感情を逆なですることはなかった。なお、英国では生理学が細菌学より発達していた。

ドイツ人は、医科学の全分野で研究所をつくり、なかでも生理学で名高かったのは、世界中からの学生が学んでいたライプチヒ大学のカール・ルートヴィヒ（1816～1895年）の研究所だった。ルートヴィヒは、生理学の若き四天王の一人であり、彼らは革命が起きた1848年に、生理学のすべての問題は、物理学と化学を組織的に使えば解けると宣言した。エミール・デュ・ボワ＝レイモン（1818～1896年）はベルリンの生理学研究所長となり、エルンスト・ヴィルヘルム・ブリュッケ（1819～1892年）はウィーンで生理学研究所の所長になった。残りの一人であるヘルマン・フォン・ヘルムホルツ（1821～1894年）は、最終的に物理学に転向し、電磁気学とエネルギー保存での重要な仕事に加えて、特殊感覚の器官の生理学と聴覚物理学も専門とした。4人ともに、基本的には生理学に対する物理学的な志向を維持した。ルートヴィヒの主たる研究関心は、心臓と腎臓の機能にあり、彼の教科書は、ドイツ語圏でよく使われ、翻訳されて外国でも人気を集めた。その時代、ドイツ語が医科学の主要言語であり、ドイツ語版でも広く国際的に読まれていた。彼らや、その他のドイツの生理学者の実験室は、科学者たちが最新の技術的補助を得るにつれ、現代的様相を呈し始めた。ヘルムホルツは検眼鏡を発明した。ルートヴィヒが開発したキモグラフは、記録機械とつながった回転するドラムで、脈や筋収縮や緊張の変化のような、機能上の変化の継続的計測を可能にした。生命活動の視覚的記録は、生物医学研究と臨床医学を特徴づけることになっていった。

生理学はドイツで隆盛をむかえたが、19世紀の傑出した生理学者はフランス人クロード・ベルナール（1813～1878年）であった。彼は、パリの医学校で学んだが、そこを支配する、病院の臨床的方向性は、病気のメカニズムを理解し、新たな治療法を探ることしかできないと認識した。彼の結婚は不幸であったが、結婚でもたらされた持参金を使って少なくとも医学研究に没頭することができた。動物実験を行うことにより、妻と娘からはさらに敬遠されることになった。ベルナールは、何より実験室で優れた外科技術を発揮した。彼の初期の研究は、糖代謝における肝臓の役割と消化での膵臓の機能を解明することだった。さらに、末端神経の機能を発見し、なぜ一酸化炭素中毒が起こるのかを解明し、脳の特定の一部を破壊して一種の糖尿病をつくり出した。彼がとくに興味を持ったのは、生理的機構がともに作用して機能する全体としての動物をつくり出している、その方法だった。彼の「内部環境」の概念が、体温、血液中のイオン性塩、血中糖度など多くの生理的要因を特定の範囲に保つことにより、どうやって生命体が機能しているのか説明するのに役立った。彼の概念は、のちに米国人生理学者のウォルター・キャノンにより「ホメオスタシス」という名を与えられた。これは健康、病気、進化について私たちが理解するための基本である。

ベルナールは、哲学的思考をする人であり、有名な『実験医学序説』（1865年）において、医学研究論を発達させ、自分の研究生活を手短に述べている。いまでも読む価値のある書物である。その中で、ベルナールは、実験室が医科学の真の神聖な場だと論じた。病院では、病気の患者がケアを必要とし、多くの変数があるので観察は断片的にならざるをえず、真の実験科学は栄えない。実験室でのみ、実験者は変数を一定に保ち、変化を明確にすることができる。パストゥールは、偶然は準備のできている人に訪れると言った。ベルナールは、偶然が、実りある探求の道に招く観察を授けることを知っていた。たとえば、ウサギの尿はふつうアルカリ性で濁っている。絶食中のウサギの尿が酸性になるのがわかり、自分の組織を代謝の対象としているのだと推論した。そこから、彼はさまざまな食物の消化を研究することになった。

彼の発見の考え方は、現在では仮説演繹法と呼ばれるものであり、科学者が現象に関して仮説を立てる。そして結果として何が起こるか演繹し、実験を行っている間は期待を棚上げしておいて、仮説が正しいかどうかを見るために実験を行う。ベルナールはこれを、思考するものとしての帽子に喩えた。良き科学者は、実験中は帽子を帽子掛けにかけておくが、実験室を出るときには帽子をかぶるのを忘れない。つまり、自分が見たことについて考えるのを、そしてそれが何を意味するのか考えることを忘れない。実験を基礎にして、彼は仮説が正しいことを証明し、仮説を拒絶し、仮説を修正し、必要であればさらに確かめることができるのだ。

ベルナールにとって、実験医学の三本の柱は、通常の機能を扱う生理学、異常な機能を解明する病理学、有効な治療を見つける治療法だった。彼の研究は、これらの三つの分野に貢献し、重要なのは、それぞれが厳格に実験的で、実験室の中だけで達成できる目標であるということだった。実地、検死、臨床観察は、生のデータを提供し、適切な疑問を生み出すのを助ける。しかし、科学の必須の目標は、メカニズムと原因を明らかにすることである。ベルナールとパストゥールは友人で、可能性が十分発揮される前に亡くなったのであるが、ベルナールはパストゥールの仕事の重大性を認識していた。パストゥールから見てベルナールは、医学の中の実験的方法が何を意味するかを雄弁に唱える人物だった。そしてそれは医学の未来だった。

実験生理学には、動物実験反対運動の矛先が向けられたが、英国においてのみ、動物実験規制法があった。1876年の動物虐待にかかわる法律が当初医学研究者を悩ませたが、実際には動物に基盤を置いた研究を遂行するための理にかなった枠組みを与えており、科学者宅の私的実験室から研究を引き離して、公的な場あるいは大学内で制度化するのを助けた。生理学者にとって最も重要な道具は、麻酔だった。実験動物の痛みを防ぐだけでなく、手術中の条件を改善した。消毒技術、無菌技術は、生理学にも貢献し、これは臨床医学と実験科学が互いを強め合う例であった。

多くの医学分野が生理学的研究の恩恵を受けた。たとえば、神経学は脳内の機能局在研究に依っていた。心臓学者は、心収縮と心拍の調整を動物実験を用いて研究した。内分泌学を成立させたのは、生理学であり、二人の生理学者、アーネスト・スターリング（1866～1927年）とウィリアム・ベイリス（1860～1924年）のホルモンの発見が不可欠だった。内科学、外科学の諸分野は、単に「自然」なものではなく、職や栄誉に熱意のある個人の集団による活動に依拠していた。しかし、内科学と外科学は、第一次世界大戦の勃発までには、どちらも実験室で得られた膨大な知識に依存し、臨床医学ではなく、医科学者の功績の恩恵を被ることになった。

# 第6章
# 現代世界の医学

## 次は何が？

これまでの5章は、概して歴史を年代順にヒポクラテスから第一次世界大戦勃発まで追ってきた。この章では、20世紀の医学を扱う。これまで述べた、臨床、書物、病院、共同体、実験室の5種類の医学それぞれの現代における重要性を簡単にみておこう。それぞれが現代の医療予算と患者の人生と医者の生活において重要性を持つ。

現代医学の原動力はコストである。これまでの世代あるいは2世代前には医療の最も緊急性の高い問いは「その価格は適切か？　それを支払えるのか？」ということだった。この疑問は国境を越え、英国のNHS（国民保健制度）のような税方式にも、米国の私的保険と料金制、アフリカの原始的保健制度と医療にも当てはまる。どのような尺度ではかられるにせよ、健康に関する「ニーズ」の弾力性は無限と言っていいくらい大きい。手に入るだけ、需要は大きくなるのである。螺旋状に増加する医療費が現代医療を形成してきた。同時に、過去には夢想家でさえも想定しなかったくらい医学は効果を増大させている。それで、効能への関心が全面に押し出された。医療が儲かる商売となり、国際的企業の戦略と大いに結びついた。まさに、医療は、利潤追求を目的とする国際的企業が提供している。粗悪品や不当に高価な商品を出している企業は競争相手に負けると企業のトップが指摘している。現代医療会社のようになった医療を批判する人々は、身体を治療し、病気を防ぐことは、車を修理したり、おもちゃを売ることとは異なるべきであると指摘する。議論は行われているが、合意はほとんど得られていない。

## 臨床——ヒポクラテスの遺産

ヒポクラテスは、現在でもよく引き合いに出される。西欧の主流から代替医療の多くの医療者まで、さまざまな治療者がヒポクラテスを自分たちの始祖だと言う。互いに関係のある二つの側面がヒポクラテスを魅力的にしているからである。体液説が身体全体を対象とする考えであることと、そして患者を重視することである。

近年、全体論《ホリズム》が再び人々の信念になっている。多くの評者が、このことを現代医科学が還元主義に陥って久しいことへの反動だと考えている。まず身体、そして器官、組織、細胞へと細分化が進み、現代では分子にまで分割が進んだ。19世紀ドイツの大学が生理学・細菌学・病理学の研究所をつくったように、私たちには分子医学の研究所がある。しかしながら冷静にみると（自分の健康や健康管理について冷静な人はめったにいないものであるが）、分子医学は、少なくとも17世紀以来の傾向の到達点である。医者たちは、病気の分析をより細かい単位にするように努めてきたのである。それは、医療と医学の発達であると正当に描写できる本質的な部分である。

さらに小さなレベルへと分析を進めるあくなき追求は、医療従事者の間でさえも必ずしも賛同を得ているわけではない。「解剖のための殺人」と言ったのは、ロマン派の詩人ウィリアム・ワーズワース（1770〜1850年）であるが、その感覚は彼の死後も続き、現代に至っている。ロマン派は、全体を犠牲にした、部分の分析に戦いを挑み、第一次世界大戦の恐怖と、医学の急速な細分専門化の発達に続いて、多くの医者たちが医学の新たな基盤が必要だと考えた。全体論が発達し、ヒポクラテスを表看板にして、病気を患者の体質などの体全体にかかわる言葉で捉えようとした。医者は自分の患者に、自然に帰って、簡素な食事をし、実用的な服を着て（あるいは服を身につけないニューディズムも運動の一部である）、自然に寄り添った生活を送るように勧めた。この運動は、とくに実験科学的なものや、医学の専門細分化に懐疑的な有名な医者を多く巻き込んだ。英国では、最も有名だったのは、1928年に開いたロンドン南部ペカムの医療センターだった。創設者たちは、医学があまりにも長く病気を強調してきたことを指摘し、健康の生物学が第一の関心であるべきだと論じた。そこでは家庭生活が推奨され、家族が定期的に医療センターに足を運び、身体を使った行動や人と交流する活動に参加するという、現在のフィットネス・クラブと似たようなことになっていた。

医学界での全体論の動きは、少数派という以上にはならず、第二次世界大戦後に影響力は雲散霧消した。理由としては、多くの主要なナチスの医者たちがそれを支持したこともあり、また、新たな生物製剤や特効薬、とくにインスリン、ペニシリン、コルチゾンは、実験がすべての病気を治すと約束してくれているようでもあったからである。現代医学の「黄金期」が20世紀半ばに訪れ、医者たちは、それまでになかったような敬意と信頼を勝ち得た。感染症は多かれ少なかれ制圧されたと信じられ、精神疾患は、新たなソラジンや他社の抗精神病薬で制御されうるものであり、がんの治療がすぐそこまできているかのようだった。

この頃、一般医（GP）や家庭の医学が低調だったのは偶然ではない。英国では、一般医はNHSの上級医になれず、ハーレー街（ロンドンの高級医が集まる通り）で上級医として開業できない劣った医者だと思われていた。医学生にとって、医療の専門化が目標となり、専門医は業界を牛耳るエリートだった。

1960年代から、様子が変わり始めた。ベトナム戦争により、あらゆる権力に懐疑的な反抗世代を生み出した。同時に、医療専門職に対する攻撃が勢いを増し、医者たちは不可思議な労働組合で、自分の収入と自分が好きなようにする自由にばかり関心があると受け取られた。オーストリアの評論家イヴァン・イリッチ（1926〜2002年）は、教育者、医者、その他の専門家を批判した。医者は治療するといっているのと同じくらい多くの「医原病」をつくり出しているというのだ。イリッチは、自分の身体と健康を制御するよう人々に呼びかけた。それは、「患者」としてでも、最近言われるような「客」としてでもない、人々への呼びかけだった。イリッチは、無数の反体制派の一人にすぎなかった。皮肉なことに、英国ではサッチャーが右寄りの反体制派であり、専門家攻撃を行った。イリッチらも、サッチャーも、医者や専門家を守勢に追い込んだ。医者と患者の関係が変化し始め、患者が力を持ち始めた。

なかでも二つの展開を証拠としてあげておこう。まず、一般医療の本質が再定式化された。一般医は、常に、専門家よりも「患者の身体全体」に関心を寄せており、とりわけマイケル・バリント（1896〜1970年）は、精神病（うつ、不安、不眠など）を一般医が診察していることを強調した。バリントは、医療の中で活気に満ちて重要な側面としての一般医療を再構成するのに重要な役割を果たした。それは学問的分野となり、医療の診療科の序列で高い地位を占めるに至った。評論家が言うように、「一般」医療が、全般をみる「専門」と化したという皮肉であった。独自の教育課程と試験があり、（英国では）医師資格付与勅許団体を持ったのである。しかしながら、その展開は、時代の要請に応じたという厳然たる事実なのである。

第二には、発展途上国でのプライマリ・ケアの重視である。第一次世界大戦後に形成された国際連盟時代から、世界保健機構（WHO）や第二次世界大戦後に設立された関連の国際機関まで、国際医療援助は、技術面に重点を置いた垂直的な計画を重視した。マラリア、天然痘、住血吸血症、十二指腸虫症、オンコセルカ症などの特定の病気がとくに注目された。天然痘撲滅運動は完璧に勝利し、その他の計画も特筆すべき成果をあげているが、マラリアに関しては劇的ともいえる敗北を喫している。

1978年のカザフスタンのアルマ・アタでのWHOの国際大会で、前面に打ち出されたのは、水平的、つまり個々の疾病にターゲットを絞った垂直的プログラムではなく、包括医療、教育、基本的下部構造への移行であった。垂直的計画が完全に放棄されたというわけではなく、持続可能性と効率において特定よりも包括の重要性をこの変化は認めたものである。個々の医療者が個々の患者やその家族の教育、診断、治療を優先する仕組みであった。

ヒポクラテスは、医者であれば誰もが安直に自分を一体化できるアイコンである。にもかかわらず、これらの事例は、ヒポクラテスの臨床医療の価値観が医療の主流に返り咲いたことを示している。

## 書物の医学と新たな情報の価値

15世紀に、印刷された書物が登場したことにより、医学の知識は変容した。その2世紀後、医学および科学雑誌が時の尺度を変えた。書物はすばらしい新発見や新理論を伝えるために時を惜しんで印刷されたかもしれないが、それでも一生涯を費やした細心の考察の産物でもあった。一方、雑誌は、定期的に刊行され、最新情報を伝える意図を持っていた。初期の雑誌は、おもに17世紀の科学の学術協会が発刊していた。その中で、医者がよく寄稿し、医学的主題もよく論じられ、18世紀からは医学に特化した雑誌が現れるようになった。私たちが現在当然と思っているよりも毎年の発刊雑誌数は少なかったとはいっても、1800年代には、現在の指数曲線的増加に至る始まりがみられた。『ニューイングランド医学雑誌』（1812年）や『ランセット』（1823年）などの週刊の雑誌は、医学界で依然として影響力があり、さらに迅速な出版を促し、社説的主要記事、ニュース的記事、寄稿を促進して、そのどれもが現代の医療専門職の形成に重要だった。

コンピューター、インターネット、電子書籍が、知識の伝達様式に変容をもたらし、ここ20年ほどでは、書物と定期刊行印刷物の終焉が予想されるのをよくみかける。どちらもまだ起っておらず、書物も雑誌もますます盛んに出版されている。出版の経済学が意味するところは、究極の変化は徐々に起こるということだ。しかし、私たちの日々の生活と同じように「書物の医学」が生きているのは、コンピューター時代に他ならず、医療に少なくとも二つの重要な影響を与えている。

まず、患者と医者の関係は、医学情報を個人が得ることができるという事実により変化した。診断と治療が自分にとって何を意味するかに興味を持った患者は、医者に尋ねたり、文献で調べたりすることができる。インターネットがこれを容易にし、自分が受けている医療により深く関与することを患者に促している。この現象は、一世代、あるいは数世代にわたって起こってきた喜ぶべき経緯を強調しているにすぎない。医療者は意思伝達を豊かにすることが求められ、いまでは（成功の度合いはさまざまであるが）医学校でコミュニケーション技術が教えられている。そのせいで生じている問題もある。情報の規制がないというインターネットの性質により、患者が得ている情報は、部分的だったり、偏っていたり、単に間違っている可能性もある。情報を容易に得られることと患者の権利を重視する現代の傾向は、医者と多くの患者の間の力関係を変化させた。概して、これは健全な状態であり、医者が患者とより多くの時間を過ごすよう求めている。

第二に、新情報革命により、患者の記録は根本的に変化した。情報開示と秘密の保持の大問題があり、英国で進行中の計画のような国家的企画は、非常に費用がかかり、これまでのところは成功していない。自分の医療記録をチップに埋め込んで持つというアイデアは、理論上は肯定的に考えられる。緊急救急治療にあたる医療者にとっては仕事がしやすくなるし、患者がどこにいようと医者が必要とする情報を得ることができる。短期的には、少なくとも、健康に関心があって協力しようとする患者のための仕組みだろう。これはユートピア的理想に見えても、保険会社や雇用主がこのデータを参照することができるようにするかどうかは未定であり、問題をはらんだままになる恐れがある。

図書館員は情報管理者になり、医者は患者と向き合うのではなくコンピューター画面を注視するようになり、すばらしき新世界は必ずしも最善ではないと患者が考えてもしかたがないのかもしれない。

## 病院の医学とケアの価値

フランス革命に伴った医学的思考と教育の変革以来、病院は医学の中心だった。もちろん、建築様式、組織、資金、内科外科の役割は、それから現代までの2世紀の間に発展してきている。

病院建築は、社会的、経済的、医学的要請の変化に応じて、それ自体が専門的主題になっている。初期近代の多くの病院が宗教的起源と方向性を意図的に表現していた。しばしば、聖堂のように十字のかたちをとり、祭壇を持ち、礼拝堂も当然のように持っていた。ヨーロッパ各地で、建築に価値観を与え、日々の看護を担う修道会を提供していたのも、ローマ・カトリック教会だった。ヨーロッパのプロテスタント地域では、世俗的な様式が発展し、啓蒙時代の英国では病院として建てられた建物がカントリーハウスにかなり似たものになっていた。しばしば、ふつうの家がその目的に応じて、出産、性病、天然痘、子どもの病、肺の病、眼病などを扱う小規模の専門的な病院になっていった。成功すると、広い敷地に移ったが、単に大きな家に移転する場合もあれば、病院として特別に建てられた建物に移っていくことが多くなっていった。専門の治療が必要とするものは、ふつうの家が備えるものと大きくは違わなかった。炊事場、トイレなど排出のための設備、寝室、そして医者のためのスペースだった。外科的手当や出産については、手術用の特別なベッドがあったわけではなく、患者が普段使っているベッドを使い、ときにはその寝台を他の患者が使うこともあった。

19世紀には、内科でも外科でも特定的な要求が出されて、その要求に合わせて病院建築が決まるようになった。陸軍病院では、パビリオン型病棟が、両側に背の高い窓のある長方形になっていることが多く、この様式が、看護におけるナイチンゲールの運動により、大きな一般病院で標準になった。パビリオン病棟には次の二つの特徴が望ましかった。病気のミアズマ説が大勢を占めた時代において、窓が病棟の両側にあって、風が抜けて換気が容易であること(フローレンス・ナイチンゲールは、熱心なミアズマ説支持者であり、衛生論者だった)。第二に、看護者による監視が容易なかたちをしているということだ。ジョンズ・ホプキンス医学校では、1880年代末に病院を建設するにあたり、パビリオン型病棟の建て方を組み入れた。

しかし、その頃までに新たな要求があった。ドイツの大学病院では、病棟それぞれに小さな実験室が付属して、医療者が、尿、血液などの化学的分析や顕微鏡による分析に強調が置かれた。多くの病院で、滅菌手術に続いて無菌手術が行われるようになり、適切な殺菌設備を整えた特別な手術室を必要とした。細菌説により、進んだ病院は、唾液、血液、尿、排泄物を検査する特別実験室が必要となり、細胞病理学により、組織標本を調べてがんやその他の病気を調べるようになった。手術中にとった生検を常駐の病理学者が調べ、手術の性質がその検査結果に依存した。19世紀末より、エックス線設備が病院に設置され始め、エックス線画像を撮影する部屋と技師を要し、それの解釈を行う人も必要だった。1870年代から外来も病院の重要な一部となった。

このような医学上の革新と、そしてここでは触れていない多くの革新により、病院では建築の構成が変わり、あるいは新築にあたっては特別な建築上の配慮がなされた。類似性を強調しすぎてはならないが、19世紀の精神病院と監獄、20世紀の病院とホテルの間には、相通ずるところがある。監獄もヴィクトリア時代の精神病院もしばしば街の外に築かれ、塀をめぐらせて、警備と隔離を強調した。ホテルの設計と管理の構造が現代の病院に影響を与えている。どちらも、さまざまな長さの期間にわたって滞在する人のために、食事と清潔なシーツを用意するので、食材卸売業者との取引と洗濯設備を必要とする。真ん中に長く続く廊下があって両側に部屋があるのも共通の特色であり、また、チェックインの手続きを適切に行い、米国の病院や世界中の私費の精算が含まれる病院では、何にどんな費用をかけるか決める。

病院の組織経営は、ビジネスモデルを採用するようになってきている。20世紀初めには、米国の病院経営者たちはより効率的な運営を目指して意図的に工業生産のモデルを参考にした。処理量、経費節減、客にお得感を抱かせることを、経営者たちは、強く意識し、それが施設の黒字経営につながると考えた。ヨーロッパでは大部分の病院が依然として慈善施設であったが、同じ価値観が容易に浸透した。なぜなら、どこでも金銭的に厳しく、150年ほどにわたって病院というものの主たる特徴は、コストの上昇だったからである。医学と経済の価値観の衝突においては、究極の資金源がどこであろうと、後者がしばしば優勢となった。

すなわち、コストが現代の病院の主たる特徴である。コストの変化に対応するためにさまざまな方法が採用されてきた。宗教団体や個人の慈善（英国では、国営化されてNHSに組み込まれるまでは、任意寄付制病院が主たる病院経営の姿だった）で概ね病院が運営されていたとき、その資金を出し、予算の責任を負っていた人々は、そこの患者となることはまずなかった。現代の外科学、エックス線、その他の診療器具の登場により、19世紀末から金持ちも病院に入るようになった。英国の任意寄付制病院の解決法は、富裕層のために料金の支払いを行う病棟をつくることであり、そこから上がる収入を慈善病棟の運営に回した。米国では、料金の支払いをする病棟がそれより早く発達し、私立病院は、先進的な内科外科医療を、料金を支払えるか、または私的保険に加入している人々に提供した。その一例が、メイヨー一族が設立し1880年代以来ミネソタで発展しているメイヨークリニックである。20世紀初頭の保険会社の役割は、医学史において依然として十分に検証されておらず、当時の多くの保険会社は、博愛的な目的を強調したが、利潤という動機が常にそこにあった。

医療制度がどういったものであれ、西洋社会では、第三者が病院の支払いにかかわるのが一般的であり、そうすると請求額は大きくなる。この複雑な施設の、建物、空調、照明、維持、装備、人事などにかかる費用が、20世紀初頭以来ますます大きな問題になってきている。それを担ってきたのは、国家、自治体、宗教団体、保険会社、慈善団体、理事たち、金持ちの寄附者、あるいはその組み合わせだった。米国の病院のような利潤追求型の病院は、厳格な受入方針をとっているため批判を集め、そこでは診断や医療上の必要性よりも、保険契約証書のほうが重要である。しかし、効率重視や、ビジネスモデルの採用は、ほとんどすべての現代の病院の特徴である。19世紀には、慢性疾患によって収入を失うという恐怖が、労働者の主たる心配事であった。現代では、健康である限り豊かな生活ができる人々が恐れているのは、保険で十分にカバーされていない病気にかかって長期入院が必要となることである。

このような経済的制約だけでなく、新たな技術も平均入院期間を短縮した。大きな手術後でも、床を早く離れられるようにすることが、外科医の目標になっている。これを支持する医学的証拠がある。血栓を減らし、床ずれや筋肉の衰弱を減ずるという理由である。また、入院期間を減らせるので経済的正当化もできる。かつてなら入院を必要とするような病気の手術が、いまでは外来で処置できるようになっている。

問題があるにもかかわらず、病院は存続する。病院の、とくに三つの特質が病院をなくてはならないものにしている。それは、洗練された診断、救急処置、外科手術である。19世紀初期のフランスでは病院が最も得意としたのは診断だった。理由は違うが、一連の検査のために病院に行くのは依然としてよく行われている習慣である。技術と科学が、心臓機能をみるために、たとえば心臓カテーテルのような手順においてともに機能する。肝臓や腎臓の生検法では、顕微鏡検査で組織を採取する。妊娠期間に胎児の発育を調べるために、超音波を使う。CATスキャン（コンピューター断層撮影法）や、MRI（磁気共鳴映像法）は、身体内部の構造を可視化する非侵襲的方法である。CATとMRIは、技術的、科学的に異なる原理を使う。前者は、コンピューターを使って組み合わされた連続的画像を使って身体内部の画を組み立てる。後者は、高周波で操作する強い磁場を使う。

この二つの技術には、多くの類似点がある。開発者にはそれぞれノーベル賞が授与された。それぞれ、3次元画像をつくり、従来のエックス線よりもはっきりと軟組織を見せることができる（図23）。それぞれ、たとえば以前は侵襲的な手術を必要としたようなケースに針生検を可能にするなど、劇的に診断と療法を進歩させた。またそれぞれ、つくるのも、維持するのも、使うのも非常に高価な機械である。MRIのほうが患者のリスクが少なく、微細な軟組織

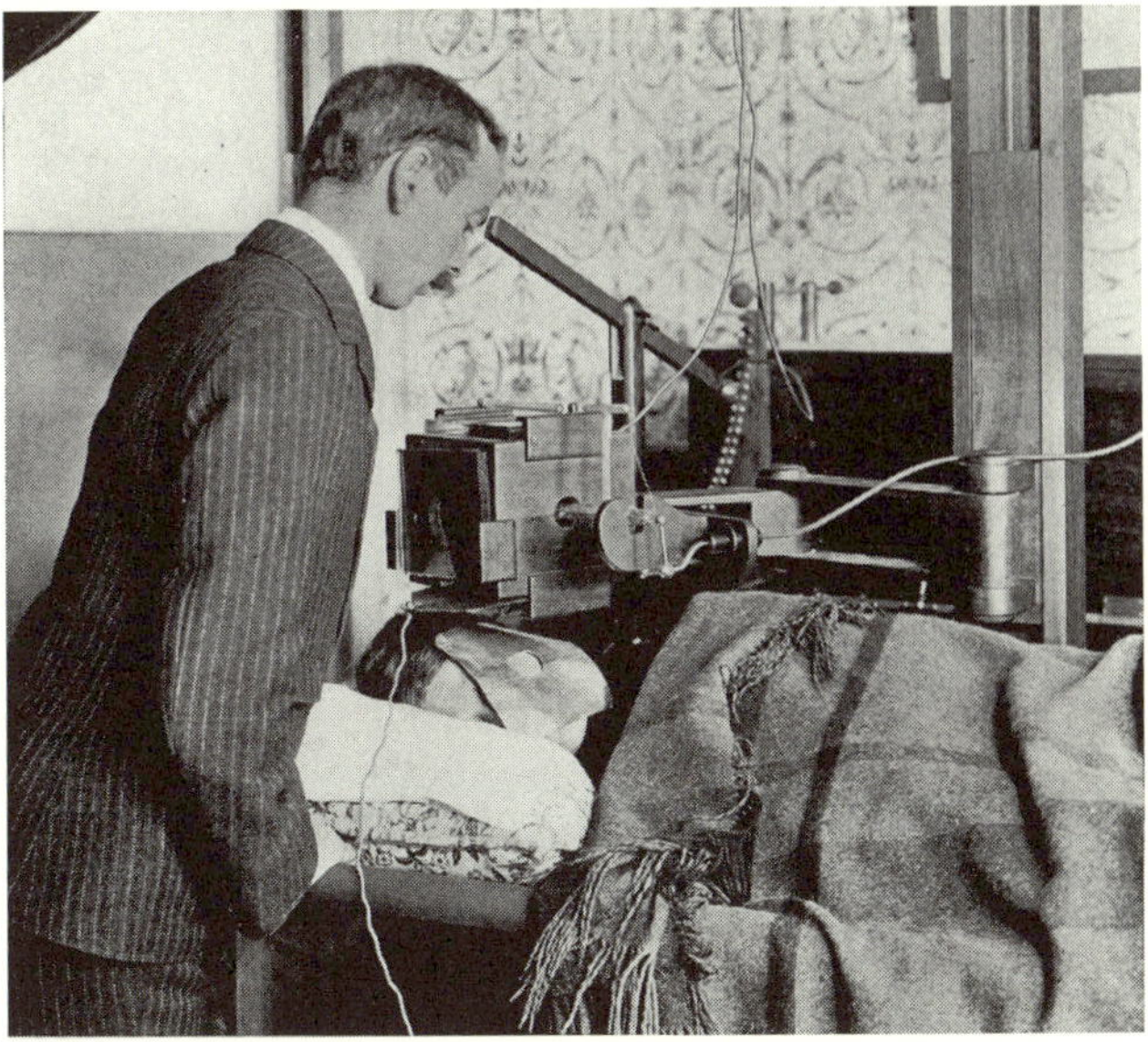

図 23　エックス線は，診察にも治療にも使用されるようになっていった．この図は 1902 年のエックス線治療の様子．装置は周囲を囲まれ，当時としては珍しい注意の払い方だった．医者は，エックス線にさらされるがままになっていて，医者としての役割を示す白衣さえも羽織っていない．

の構造の明確な画像を作成できるので、CATスキャンに概ねとってかわり、1980年代から順に、現代のテクノロジー主導医学の力とコストを象徴した。レーザー、光ファイバー、その他多くの現代の革新技術と同様に、CATとMRIは、病院医学の姿を変え、医者がわかること、できることを増やす一方で、医療ケアのコストを顕著に増大させた。

病院医学の第二の特徴

は、急性期医療であり、これは変らないであろう。たとえば、外傷は、軍医学の重要な一部門であるだけでなく、交通事故、刃物や銃による怪我、火傷、その他の現代社会が課す無数のリスクに対処しなくてはならない医学の一部である。テロリズムにより急性期医療の重要性が一層目立っている。第二次世界大戦勃発当時には、ヨーロッパの国家は、多数の一般市民の負傷に対処するために手順の決まった備えを用意していた。大規模災害に備えて同様の計画が立てられているが、事故の犠牲者個人や急病人の責任をとるのは常に病院であった。

急性疾患ないし傷害のケアのために、病院内で特別な場が徐々に設けられるようになった。リスターの消毒や無菌法により、大きな手術が可能になった後、手術室には術後回復室が加わり、外科手術を受けた患者の世話に特化した看護者が、病院従事者に加わった。20世紀には、血圧などの生命兆候を監視できるようになり、静脈内輸液と、戦間期には輸血が用いられるようになり、手術ショックや術後合併症に効果的に対処した。1950年代には、心拍を継続的に測定できる装置が加わって、心臓発作が医療的緊急事態と広く認識されたので、冠状疾患集中治療室が発展して急性期対応になった。そのようなユニットは患者にとって（あるいはスタッフにとって）心安らかな場所とは言いがたく、1970年代には、心臓発作を起こした患者は家でただ休んでいるのが良いのかどうか、議論が真剣に行われた。冠状疾患集中治療室の病院内での地位を確実にしたのは、現代の蘇生技術と、急性心筋梗塞で死に至る主要な原因である心拍の乱れを制御するのに必要だからである。これには、コストがかかり、非人間的な環境であるにもかかわらず、その重要性は変わらない。さらに、そのような集中治療室では、発作や糖尿病性昏睡や他の衰弱の症状の発現のあった患者の治療を行うようになった。

第三の特徴である外科については、現代の手術は、病院内で行わざるをえない。侵襲の度合いが低い技術により、外科でない専門家、たとえば、放射線科医、心臓専門医、胃腸科専門医や、その他の非外科専門医が実際に手術に携わることになるが、外科医は依然として、現代の医学において特権的な地位を占める。もしも、ノーベル賞が医学的価値の尺度になるとしたら、外科医は、とくに近年、不当に低い評価を受けている。以前は、テオドール・コヒャー(1841〜1917年)が甲状腺手術でノーベル賞を得て、アレクシス・キャレル(1873〜1944年)は、主として組織培養研究の功績によるが、血管縫合の草分けとなり、受賞した。チャールズ・ハギンズ(1901〜1997年)は、カナダ生まれの泌尿器科医で、前立腺がんがホルモンに依存することを示してノーベル賞の共同受賞者(1966年)になった。彼の仕事はそれより四半世紀前に行われていた。ポルトガルの神経科医アントニオ・エガズ・モニス(1874〜1955年)は、前頭葉のロボトミー(現在では困惑するものであるが）で1949年に共同受賞した。人類を助ける点でいえば、英国の整形外科医ジョン・チャーンリー（1911〜1982年）は、人工股関節置換手術の技術について先進的研究と外科的方法でノーベル賞に値したが、獲得しなかった。心カテーテル検査では1956年にノーベル賞が与えられたが、その受賞者の誰も専門医でなく、外科医でない専門家が手術を行っていることを再認識させるものだった。

現代の外科に関して、唯一のノーベル賞は、移植手術のパイオニア3人に与えられた。これは、今日の手術の中でも最も劇的でありながら、非常に基本的な免疫学研究に関するもので、身体が「異物」と認識した組織や器官を拒絶する働きを制御することを目的とした。腎臓、心臓、肝臓はいまでは当たり前のように提供者（健康な腎臓を持っている人は二つのうち一つを提供することができるものの、通常提供者は死者）から移植されている。移植手術は、科学と外科学の奇跡と言っていいだろうが、それはまた、現代の健康ケアのジレンマを象徴的に表す。他人の器官を受け容れることは、ふつう、受け手を生涯にわたって医学的ケアのもとにおくことになる。長期にわたって強力な免疫抑制剤を摂取し、感染症にかかりやすくなるような副作用があるからである。さらに暗い面では、提供される器官の不足により、国際的闇市場ができ、おもに発展途上国の極度に貧しい個人が、豊かな国で使用できるように器官を売るという事態になっている。

病院は命を助ける。また、医学教育、臨床研究の場でもあるが、深刻な構造的問題がある。資金がほぼ常に問題であり、慈善と奉仕のレトリックをしばしば保持しているが、複雑な組織として、それらしく運営されなければならない。病原微生物の抗生物質に対する耐性が今日ではよくみられるようになり、病院の抗生物質があまりに多すぎるので、この進化現象の発生に理想的であるという皮肉がある。すなわち、抗生物質に対する耐性は、微生物のランダムな遺伝子変異が、抗生物質に抗するのを可能にするような特性をつくり出したときに起こる。ダーウィンが理解したような方法で、新たな遺伝形質がその微生物を優位に立たせ、繁栄させる。ブドウ球菌は腫れものを起こすよくあるバクテリアであるが、より深刻な感染も起こすものでも、かつては１９４０年代のワンダードラッグであったペニシリンで退治できた。しかし、まもなく耐性を持つようになり、他の抗生物質が開発されるにつれ、その多くに対して耐性を獲得していった。それで私たちはこれをＭＲＳＡ（メチシリン耐性黄色ブドウ球菌）と呼んでいる。これは病院において深刻な問題であり、病院と外の世界には常に行き来があるので、病院外でも重大問題である。マラリア、結核、ＨＩＶの病原体は従来の治療の多くに対して耐性を発達させ、こうした主要な世界的疾病を複雑にしている。病院がこの現象を起こしてきたのではない。人間がつくったのである。しかし、薬に耐性を持つ病原体がいまではあまりにも一般的なので、現代の病院は、あの喜ばしい「癒しの館」の名を失い、昔のような「死の入り口」に逆戻りしている。

## 共同体の医療——私たちの手で私たちの健康を

19世紀に公衆衛生を唱導した人々は、西洋世界を通じて基幹施設をつくった。それは、異なる速さで発達し、それぞれの国のイデオロギーの影響を受けた。私たちがみてきたように、この運動は、感染症の原因が解明されていくと力を増したが、基盤構造そのものも同じように重要だった。一群の人々（公衆衛生医務官、水質・食品分析者、衛生・工場・建造物監督者、訪問看護師）と、その人たちが実施する権限を持った諸々の法規制が、政府が自らの責任だと考えることになっていった諸改革を実現するのに必要だった。公衆衛生は、まさしくその名にふさわしいものになるべく発展し、恩恵を社会の構成員すべてに及ぼした（図24、25）。

概して、構成員すべてが恩恵にあずかったが、弱者たち（貧者、子ども、高齢者、出産育児年齢の女性）がしばしば対象となり、最も恩恵を受けた。これにより、19世紀末・20世紀初頭の公衆衛生運動が必要以上に美化されているといえることもあり、またある歴史家は、乳幼

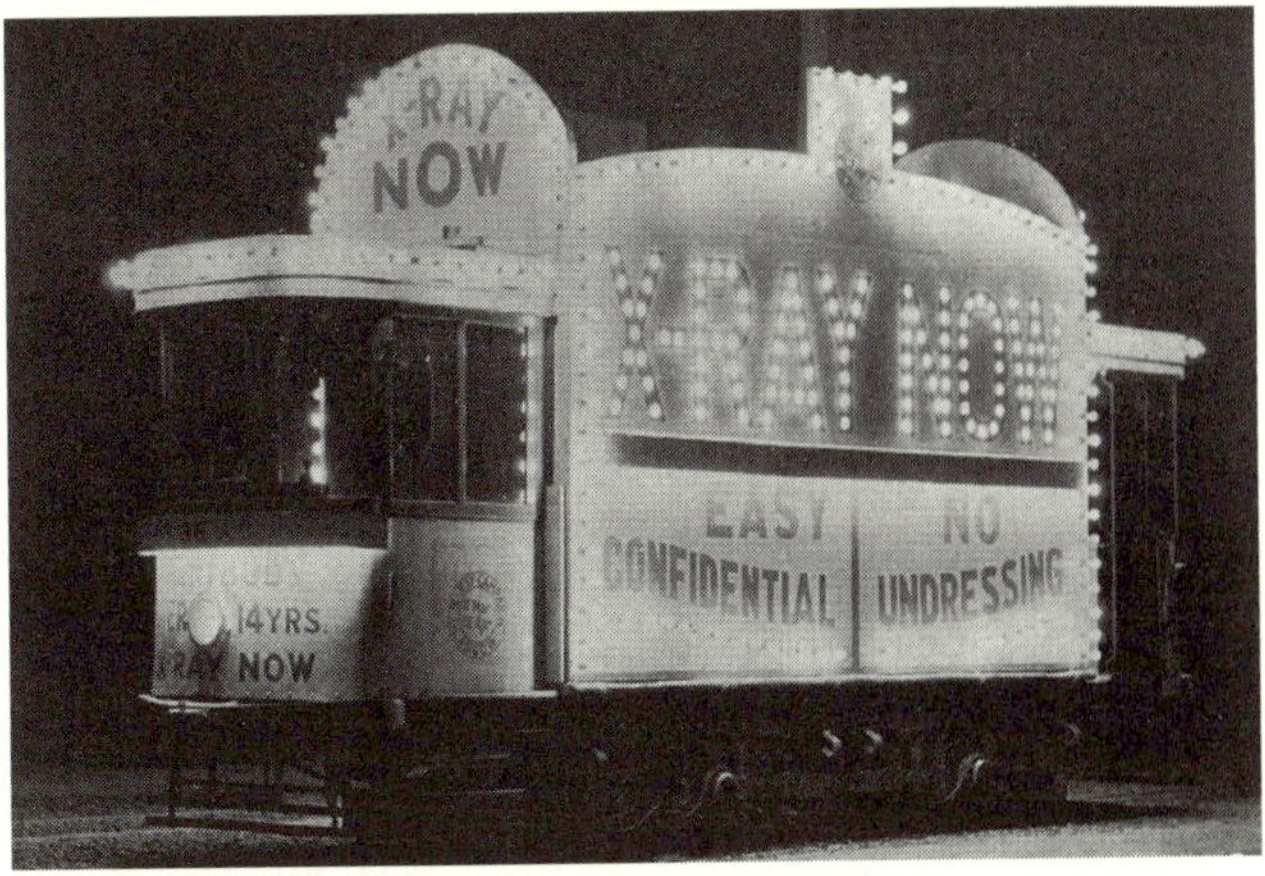


図 24　結核撲滅運動の一環として人々にエックス線検査を提供することが，1930 年代以降公衆衛生運動の定型になった．これは，1957 年のグラズゴーの路面電車であり，遊園地を思わせるようで，エックス線を，流行だが，慎み深い（服を脱ぐ必要がなく，短時間で，他人の目にさらされることなく検査が行われる）ように見せる努力が感じられる．

児・子どもにとって戦争は善であると論じた。ここでいう戦争とは、ボーア戦争のことである。英国のスラム出身の多くの新志願兵が、健康上の理由で入隊することができなかったという事情があり、また、戦争の結果がよくなかったことで、英国が国民の健康を向上させない限り、帝国を保持できないという懸念が生じた。それと同様の恐怖のため、他の西洋諸国でも公衆衛生運動と出産奨励運動が生まれた。確かに、それに対して優生学運動が、人種的退化という幻影と、堅実な中産階級よりもプロレタリアのほうが出生率が高いという認識に刺激された。公衆衛生は伝統的にはその傾向として環境保全主義である。汚れと密集とそ

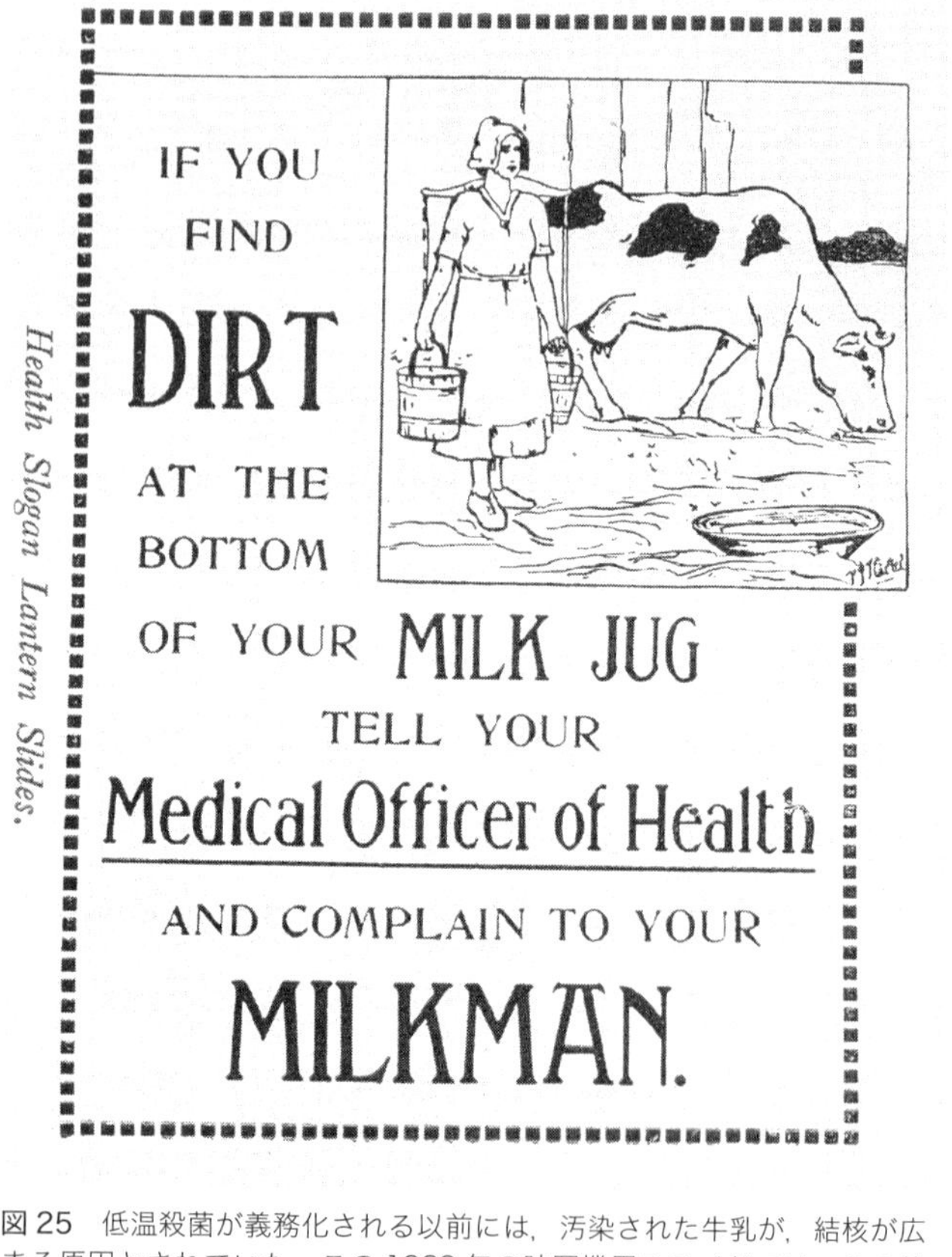


図 25　低温殺菌が義務化される以前には，汚染された牛乳が，結核が広まる原因とされていた．この 1929 年の映写機用スライドでは，その他に考えられる危険について示され，医務官に知らせ，牛乳屋にその旨述べるようにと人々に勧めている．

れにより生ずる不道徳を取り除けば、人々は健康になるという考え方である。この旧来の信念が悪い性質の遺伝を強調することによって薄められ、望ましくないものが子孫をつくることを防ぐことによってのみ西洋諸国は世界での優位を保持できるという新たなシナリオが登場した。

周知のごとく、優生学運動は、ナチスドイツにてその頂点に達した。彼らは、人種によって運命が決まると考え、そして、ユダヤ人やジプシーその他の周辺的集団は、内在的に遺伝的退行性を持っていると考えた。このような思想は、極端に野蛮だった。ナチスのイデオロギーは、冷酷な独断主義に突き動かされていたが、皮肉なことに、健康保持のためには新鮮な空気と運動が重要であるとか、煙草とアルコールは健康によくないという現代的な信念を持っていた。すなわち、健全な生活様式について今日の考え方に至る道程は数多くあり、その一つがナチズムであったわけで、すべての道程が模倣に値するものではない。

ナチスは人種による優劣の思想を極端に突き進めたが、この時期、人種差別主義はナチスに限らず広く人々を捉えていた。先進国は、公衆衛生による監視と規制を当然のことと考え、それが失敗したときにはスキャンダル視してよかったが、発展途上国では、旧来の衛生学者たちを捉えた特質の多くが依然として現実だった。もちろん、大きな変化があったが、世界の貧困地域で今日みられる問題は、エドウィン・チャドウィックら19世紀の主導者たちを驚かせはしなかっただろう。幼児と母親の死亡、流行病、貧困、非衛生の問題はいまでも私たちとともにある。西洋諸国が肥満や運動不足と戦っているのに対し、その他の地域では十分な食べ物の確保が難しい。旧式の公衆衛生が多くの国でまだ求められている。チャドウィックはきれいな水と人間の排泄物の適切な処置で、不潔病の問題が大方解決すると考えた。彼の医学思想は素朴であったが、彼が持った目標は賞賛すべきものであり、世界ではまだ達成されていない。

帝国列強が支配地で公衆衛生を進めたという一面もある。たとえば、英国はインドで、コレラとマラリア対策を真剣に行った。どちらも、ヨーロッパで知られていた病気であり、とくに「熱帯」特有の病気ではなかった。しかし、インド医療局在任中のロナルド・ロス（1857～1932年）によるマラリア伝染におけるハマダラカの役割の発見が、熱帯医療を医学の専門分野として発達させる触媒となった。マラリアは、熱帯でも温帯でも起こるが、ロスの師だったパトリック・マンソン（1844～1922年）が熱帯医学が専門的に対処すべき病気の特質と考えた類型に多くの点で適合した。虫が媒介し、旧世界の細菌性疾患よりも複雑な経過と伝染様式を持った。さらに、病原体は細菌ではなくて原虫であり、虫、寄生虫、その他の有機体が熱帯では害を及ぼすというマンソンの信念に合っていた。マンソンはロスの仕事を使い、1897年と1898年に、英国政府を説得して1898年にロンドンに熱帯医学校を設立した。その数か月前にはリヴァプールに設立されており、熱帯医学校が第一次世界大戦勃発前に世界各地にできていた。

こうした医学校の目的は、医務官を訓練し、アジア、アフリカその他の熱帯で出合う疾病に対処できるようにすることだった。熱帯医学は、こうした地域をヨーロッパ人にとって安全な場にし、支配下におく人々をキリスト教化し、文明化し、商業化する事業が実施できるようにした。歴史家の中には、この尽力がまったくの利己的なものであり、「現地人」に対して何の感情も持たず、いずれにしてもヨーロッパの兵士、商人、大農場経営者、役人のために安全な居住地をつくりたいと考える政府および個人によって行われたと否定的に捉える人もいる。この件にかかわった主要な人々の動機や経歴を公平に調べれば、もっと単純でない様子がわかるであろう。少なくとも、啓蒙された利己主義によれば、疾病があらゆる集団で制御される必要があると考えるはずである。とくにアジアでは、ヨーロッパ人たちは、自分たちが支配下に治め、搾取している文化の豊かさがわかっていた。サハラ以南のアフリカでは、とくに西アフリカでの疾病状況が過酷であったことと文字による文化の欠如により、状況は違っていた。それでも、帝国支配下の医学および公衆衛生における事業がただ搾取的であると退けるのは歴史の歪曲である。

第一次世界大戦前の「熱帯医学」はたいてい植民地保有国が着手し、彼らが所有していた地域に貢献するためのものだった。例外は、伝道と一体化した医学であり、そこでは看護師と医者が、宗教とともに西洋の健康価値観の教えを広めようとしていた。伝道者たちは、世界中の多くの土地で診療所と病院を設立し、人を手配し、すでに確立している帝国の地理的広まりに概ね従う一方で、本国の支配地図によらない伝道活動も行った。第一次世界大戦後の国際連盟の形成とともに、初期の国際保健活動が始まった。ただし、その保健活動は東ヨーロッパおよび戦争で被害を受けたヨーロッパ大陸に概ね限られていた。米国政府は、国際連盟について消極的だったが、戦間期に、ロックフェラー財団とその国際機関がとくに活発に活動した。ロックフェラー財団関係者は、西洋型施設（医学校、研究所、研修を行う病院）をとくに熱心に設立した。そのような場所は、地元の支持を継続的に受ける可能性があり、すなわち、そのことこそ継続性が確保できる地域であった。ヨーロッパ、メキシコ、ラテン・アメリカが、ロックフェラー財団の国際活動の主要領域であった。ただし、マラリア、住血吸虫症、十二指腸虫症に関しては、財団関係者が世界各地に派遣された。

第二次世界大戦後、国際連合とWHOなどの関連組織を通じて国際化がついに達成された。WHOが掲げる目標は常に称賛すべきものであるが、立ち向かおうとする問題が複雑なため、苦闘を強いられてきた。戦間期の疾病対策の多くを占めた方法は、垂直型で、貧しい国で保健改善の最も効果的な方法として特定の伝染経路を持った単一の疾病を選び出していた。天然痘とマラリアは、1950年代とその後のしばらくの間のWHOのキャンペーンの二つの主たる対象となった。1955年のWHO総会で承認されたマラリア作戦は、DDTが使えることに刺激を受けたものだった。これは第二次世界大戦時に開発された殺虫剤で、戦場のマラリアと発疹チフス（シラミが媒介する病気）に大きな効果を発揮した。

ロスとイタリアのG・B・グラッシ（1854〜1925年）が、マラリア感染におけるハマダラカの役割を発見し、マラリア原虫のライフサイクルを解明したので、この病気を制御するのは簡単に思えた。蚊を撲滅すればよい。すなわち、蚊が繁殖する場所に介入して、排水し、油を散布し、「蚊対策団」を雇って、問題となる場所を監視すれば、マラリアは消えていくはずである。また、キニーネはマラリアを治すことができ、昔から、定期的に服用すれば予防効果もあると示されてきた。ロスは、生涯の最後の30年の長きにわたって、十分な資金が費やされれば、マラリアは防げると論じていた。知識はそこにあったのに、意図（と資金）の欠如により、このすばらしい目標は残念ながら達成されなかった。

ロスにとって、垂直型の作戦をとり、病気を撲滅するか、無力化すれば、病気が席巻している限りにおいては不可能な経済発展を健康な労働人口が達成してくれるであろうと思われた。一方、他のマラリア学者にとっては、水平型の方法のみが期待に応えるものだった。ヨーロッパでのマラリアの減少からみると、ほどほどの生活水準、経済的発展、教育がそろえば、結果としてマラリアは消えていくであろうといえた。こうしたマラリア学者は、高度にマラリアが浸潤している地域（たとえば、アフリカのかなりの部分）では、生まれてから常に人はそれにさらされているので、多かれ少なかれ免疫を持つ人口がつくられていると論じた。この「自然」の被曝を除去すれば、かえって高度に流行的な形態のマラリアが蔓延ってしまうだろうというのだった。

DDTが、そのような議論をすべて過去の歴史にするであろうと考えられた。安価で、散布後も残存効果があり、複雑で広範な医学的問題にテクノロジーが解決を約束した。最も病気が蔓延していたアフリカの地域は除いて、他の世界各地では数十年のうちにマラリアを撲滅する計画だった。戦後の楽観主義に浮かれたごく短い期間に、この計画は承認されたが、当初から問題に悩まされた。散布装備は配布されたがＤＤＴが届かない、あるいはその逆のような問題があった。現地で働く人々の訓練は遅滞し、骨の折れる仕事だった。世界各地での結果は、まちまちだった。レイチェル・カーソンの『沈黙の春』の出版（１９６２年）に続いて、環境保護運動が発展し、ＤＤＴが持っていた殺虫以外のより広い影響に反対を強め、１９６０年代の反対運動は、大規模な組織を毛嫌いし、とくにおもに米国企業が莫大な利益を得ているということを強く嫌悪した。そして最終的には、ＤＤＴに耐性を持つ蚊が現れ始めた。

マラリア「撲滅」計画は、１９６９年に「制御」を目指すということに静かにすり替えられていき、開始当初のような賑やかさを失った。それが犯した過ちは、批判的分析の恰好の標的となった。しかし、その計画が成功をおさめたことも事実である。たとえばヨーロッパの地中海沿岸諸国では、第二次世界大戦の混乱期にマラリアがいったん増加してしまっていたが、イタリア、スペイン、ポルトガル、そしてとくにこの中では経済的に進んでいるとは言い難いギリシャでは、運動期間中にマラリアは撲滅されたと宣言が出た。スリランカもそれに近いところまでいき、インドでの発生件数は劇的に減少したことを付言しておく（図26）。

THIS MESSAGE ON MALARIA PREVENTION IS SENT OUT TO EVERY SOLDIER OF THE ALLIED ARMIES WITH THE DIRECT APPROVAL AND BY THE EXPRESS ORDERS OF GENERAL EISENHOWER, COMMANDER-IN-CHIEF OF THE ALLIED FORCES IN NORTH AFRICA. THE MESSAGE RUNS AS FOLLOWS:

*«From April 22 onwards every soldier in North Africa will be given the anti-malaria tablets as already prescribed in routine orders. This regulation applies to every officer, N.C.O., and man in the Allied Forces. It must be understood that from this date onwards our troops must be equipped to fight malaria as well as the common enemy.*

*Every soldier should be aware that in becoming a malaria casualty, through neglect of this precaution, he is wilfully endangering his healthy neighbour because of his own infection.*

*Though the disease itself is readily curable, any man who fails to take the necessary steps to avoid infection is clearly « letting down » his friends, and is thereby aiding the enemy.*

*Failure to take reasonable precautions is «not playing the game.» Remember that our foes, so long as they remain to contest this well-watered strip of territory, are also subject to the same malaria handicap. It is our aim to fling them out and chase them overseas. The side which combats the disease most effectively has the best chance of winning the campaign.»*

Lt.-Col. J. W. SCHARFF, R.A.M.C.
MALARIAL ADVISER, A.F.H.Q.

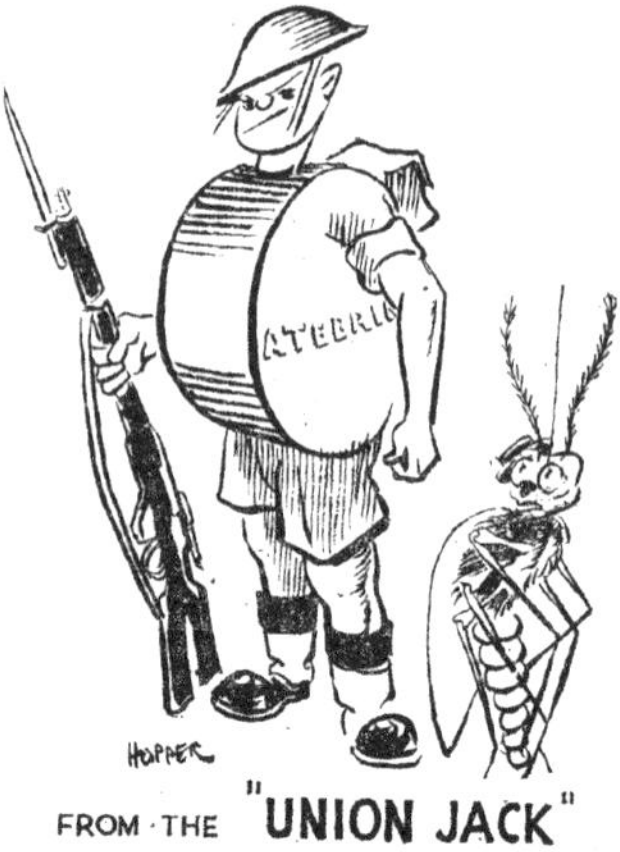


図 26　第二次世界大戦の戦場では，予防薬が重要な役割を果たした．ここでは，当時，マラリア対策として使われたアテブリンを定期的に摂取するように兵士たちに勧めている．中東，南ヨーロッパ，アジアの交戦圏では，マラリアは依然として重要な疾病だった．

対照的に、ＷＨＯの天然痘撲滅構想は、現代医学の勝利として未だに称えられている。自然に起こったケースが１９７７年に最後に報告されて、１９８０年５月に人類の間での撲滅が認められた。結局、これは医科学の産物ではなく、国際的協力と善意の産物だった。もともとは民間療法であった種痘の発見に依存し、長きにわたって行われてきた患者の追跡と隔離、そしてリスク集団に対する大規模予防接種に依存していた。対症療法以外に治療法が用いられたわけではなかった。天然痘の撲滅が可能だったのは、自然界での病原体保有動物がなく、人から人への感染のみで、隔離と予防接種で制御することができたからである。これは行政的運動であったが、だからといってその重要性が減ずるわけではない。

垂直型の、一つの病気を標的にした作戦は、依然として魅力的であり、成功したものもある。ポリオはほぼ撲滅され、ギニア虫、回旋糸状虫症についても効果があったといわれている。際立って特殊な方法を必要としない場合でも、単一疾病標的型の戦術は、華やかなところがあるが、総合的な診療であるプライマリ・ケアの重要性が認識されてきている。ＷＨＯのアルマ・アタ会議は、公式に、国際的保健の目的として、水平的に各種領域の連携が必要であると表明した。本質的に、これは、医学と社会の基盤構造が現代の公衆衛生と保健を継続的に行う前提条件であるという当たり前の真理を、国際会議で批准したにすぎない。その実現には時間がかかっている。過去数十年間に経済格差は大きくなり、ＨＩＶ、薬に耐性のあるマラリアや結核、そして戦争が行く手を阻んでいるからである。20世紀末には進展もあったが、後退のほうが大きく、今後の見通しは、控え目に行っても、難しいというところである。

西洋ではアルコール依存症、薬剤使用、耐性を持った結核、ＨＩＶ、そして肥満が保健関連の大きな問題になっている。そして、貧しい国々が持っている問題の中には、西洋の問題がそのまま反映されているものもある。西洋から輸出された社会的習慣である喫煙が、あたかも時限爆弾であるかのように、これから問題になっていくだろう。喫煙と肺がんの間の直接的関係の発見は、現代の疫学的観察の偉大な成果の一つである。古くは、肺がんはまれな病気だった。戦間期に徐々に増加したことを多くの臨床医と若干の統計学者が認識した。1940年代までに、これは深刻な現代病であると認識され、英国医学研究審議会（MRC）が委託し、数学的志向を持つ臨床医と統計学者の2名が、肺がんの広まりを調査し、その原因を突き止めようとした。臨床医は、リチャード・ドール（1912〜2005年）で、統計学者はオースチン・ブラッドフォード・ヒル（1897〜1991年）である。彼らが仮定として持っていたのは、肺がんはおそらく近現代の公害、車の排気ガス、道路表面のタールが起こす病気ではないかというものだった。

彼らは、肺、肝臓、腸のがんと診断されたロンドンの病院にいる患者に依頼するアンケートを考案することから仕事を始めた。当初の驚くべき結果は、他のがんの人々にはないが、肺がんの人たちには、重度に喫煙する人々がいることだった。同時に、肺がんで死亡した患者の検死解剖に基づく米国での研究（1950年）で、死亡した人々に喫煙者が多いことがわかった。こうした発見に基づき、ドールとヒルは、研究参加協力に同意した3万4000人の英国の医者たちの長期にわたる健康調査を開始した。医者たちは住所変更を医師登録簿（資格医療従事者年鑑）に毎年届け出る必要があるため、ドールとヒルは何年にもわたって対象群を追跡することができ、肺がんにかかる確率と喫煙習慣の間の相関関係をみることができた。多くの医者が（ドール自身も含む）、喫煙の危険がわかると喫煙をやめ、研究では喫煙をやめることで寿命が何年延びたか計算することもできた。50年経った２００４年に最終結果が公表され、それは、ドールと別の同僚による共著だった。これはおそらく医学で企てられた最も顕著な「社会的」実験だった。企画としては単純で、遂行は粘り強く、半世紀にわたる一連の論文で、その結果が知らされていった。「実験」が終了するまでには、シガレット喫煙が健康に及ぼす結果について、他にも証拠が提出されていたが、ドールとヒルは、現代の「生活習慣の医療」の運動を始めたといわれている。

「生活習慣の医療」という呼び方は、使われ始めてから数十年しか経っていないが、今後も残っていくだろう。地域医療は調査監視を伴い、観察をまとめると、ふつうの個人が自分の健康に大きく関与しているという図式に至る。私たちの選択が私たちの幸福に影響する。１９４０年代から１９７０年代の医学の黄金期には、私たちが何をやろうとも、医者が面倒をみてくれると信じ切っていた。手術、抗生物質、鎮静剤、ホルモン、避妊（生活習慣病に対する医学ではなく、医学が生活習慣に影響を及ぼす例である）、その他の薬や療法、これらがあれば、健康の時代がすぐそこに来ているような気がしていた。医学はさらに強力になっているが、いまの私たちにそれほどの確信はない。アルコール中毒、喫煙、薬物乱用、性病、肥満、脂肪過多で塩分過多な出来合いの食品、工場式農場、その他の西洋現代の生活のあり方は、大きな犠牲をもたらしている（図27）。新たな悪もあるが、その多くは古くからの軽率な行為である。医者と患者の関係は変わり、患者の力の時代の到来は、患者の責任の認識も一緒にもたらした。

ヒポクラテス的な節度の強調を思うと、医者たちは古くから道徳警察の役割を果たしてきたようだ。何が道徳的で、何が不道徳であるのかについては、文化の違いによって変化する傾向がある。近代初期には、梅毒による病変が、ある社会集団においては勲章のようなものでありえた。戦間期には、良い食習慣とは、牛肉などや、乳製品、卵をたんまり食べることだった。喫煙が女性解放の象徴だったこともあった。社会は変化し、医学的アドバイスも変化する。過去の忠言よりも、いまの勧めのほうが良いと考える理由は十分にあるし、医者や医科学を信用しない人々も、有益なものと有害なものを丹念に探究しようとする医学調査や疫学研究の恩恵を享受することができる。迷ったときには、健康は中庸に見出されるものであるというヒポクラテスの教えを思い出そう。

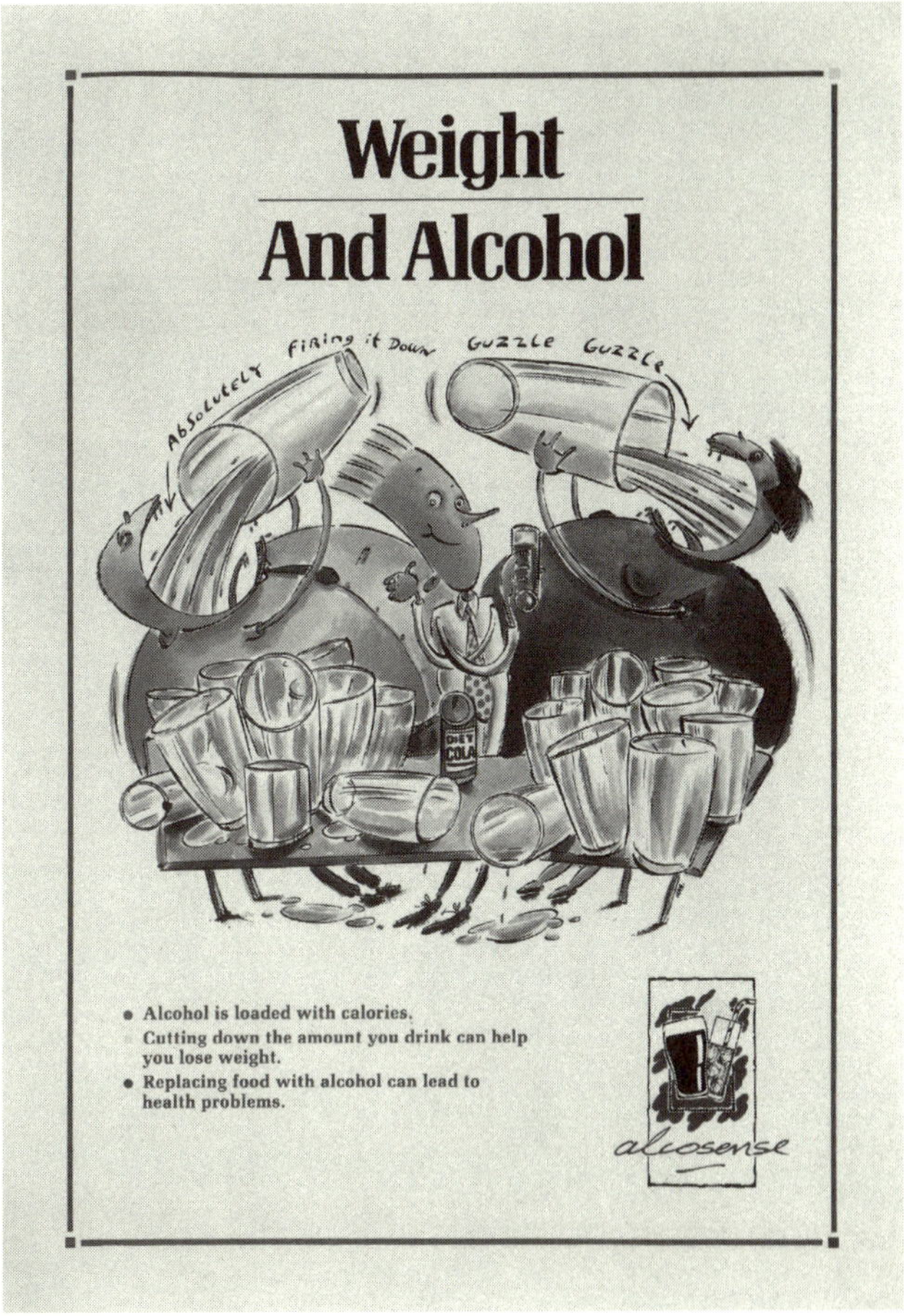


**図 27**　1992 年のライフスタイル医学について．このポスターは，肥満対策と，過度のアルコール消費が持つ有害な影響を指摘するのを目的としている．

## 実験室の医学——新たな展望は限りなく

意識の高い一般市民にとって、現代の生物医学実験室がこれほど近くて、そして同時に遠いことはなかった。報告すべき重要事項があると考えると科学者たちは記者会見を行い、報道機関は定期的に医科学ニュースを扱っている。手に入れようと思えば、インターネットを利用して洗練された知識を誰でも手に入れられる。しかし、現代の情報化文化にもかかわらず、調査によれば、健康と科学に関する深い無知が広まっていて、不安を呼び起こす。いつの時代でもこうだったのかもしれないし、物理学者であり小説家であったC・P・スノーの『二つの文化と科学革命』における批判は、その1959年の発表以前にも現実であったし、いまでもそうなのかもしれない。スノーは、科学者が一般的に文化を知っている度合いに比べて、科学の主たる考え方をたいていの科学者でない人々が知っている度合いが低いと論じた。確かに無知はどこにでもあるが、科学と医学についての無知がとくに広がっている。

詳細は知らずとも、多くの人が21世紀に行われている医療は医科学に大いに影響されていると知っている。とりわけ、現代の薬の発見、もっと最近では、ヒトゲノム解析計画や幹細胞研究をめぐる論争は、報道される価値がある。ゲノムや幹細胞は、本書が扱う歴史の範囲ではないが、現代医療は薬が治療する力により変貌している。偶然の幸運が多くの発見に作用しているが、薬の治療する力が最初に観察された主要な場は、実験室である。19世紀に関するクロード・ベルナールの言葉はいまでも当てはまる。実験室は、実験医学の聖域である。

19世紀末から、多くの効力のある医薬品が選ばれて使われるようになり、それらは継続的に使用されている。アスピリン、フェナセチン、抱水クロラール、バルビツール酸系催眠薬などである。これらは、化学的に比較的単純な組成を持つという特徴を共有し、当時の分析手法で扱いやすかった。アスピリンは、胃炎を起こし、自殺に使うこともできるので、現代の安全基準を通らない薬であるとよくいわれている。皮肉なことに、当初の意図とは遠い使い方であるが、使用量が少なければ、血液凝固を防止する効果があり、心臓発作を防ぐのに使われる。個々の人では効果は小さいが、大集団になれば意味がある。抗炎症薬として、あるいは鎮痛薬、解熱剤としての使用が特別なことでなくなってから何十年も経って、作用のメカニズムが、過去一世代程度の間にわかってきた。

19世紀末にアスピリンなどの薬が開発されてから、1920年代まで、数種の薬になる化合物と多くの生物製剤（とくにワクチンや抗血清）とが現れたが、その中でも傑出していたのが、インスリンであり、これは1921年に、生理学者になった若い医者と医学生によってトロント大学で発見された。フレデリック・バンティング（1891〜1941年）は、生理学者で、教授が休暇に出ている夏の休暇に実験室使用許可を得ていた。チャールズ・ベスト（1899〜1978年）は、医学生であり、その後優れた生理学者になっていく。ベストは、膵臓が分泌する活性ホルモンを注意深く分離するのを助けた。驚いたことに、その物体は糖尿病患者の血糖度を減少させ、バンティングと留守にしていたJ・J・R・マクロード（1876〜1935年）が、発見後すぐにノーベル賞を共同受賞した。いみじくもバンティングとマクロードは、ノーベル賞賞金を、ベストおよびインスリン純化を助けた化学者J・B・コリップ（1892〜1965年）と分け合った。これは古典的な偶然の実験であり、療法上の意味では広範であり、ノーベル賞に値した。1年のうちに、商業的にインスリンが販売され、糖尿病患者にとっては、この新薬は命を救うものだった。インスリンは、実験医学と現代の医療の両方において典型を示した。これは、糖尿病を「完治させる」ものではなく、制御する。患者は、毎日の管理を必要とし、恒久的な苦しみとともに生きる。管理と準備にはより良い方法が採用されているが、インスリンに依存する糖尿病患者は、多くの合併症に生涯悩まされ、問題が起こるにつれそれに対処しなくてはならない。たびたび、現代の治療の希望は、慢性的ケアの判決を受けるようなものであり、別の治療法よりも良いとしても、もともとの期待に比べれば幻滅するものだった。残酷な真実は、驚異的に発達した機械である人体に対して、医学が自然と同等に作用することは滅多にないということである。

糖尿病の制御に関して現在起こっていることは多々あるが、インスリンは大きな革新であったし、患者たちもそのように思っている。これにより、一般の人々は実験室の研究から多くを期待するようになり、悪性貧血の治療に成功したことによりこの態度はさらに強まった。インスリンとグルコースの処方で糖尿病の昏睡から起き上がってきた患者ほど劇的ではなかったが、その名が示すように、悪性貧血は人の機能を奪い、苦悩を与え、最終的には命にかかわる病気である。しかし、インスリンと同じようなかたちで、療法の正当性は犬の食餌実験を行った実験室での実験を基盤にしていた。大量の生の肝臓を食べるという解決法は、正確には患者が選ぶ方法ではないが、多くの人が悪性貧血に伴う結果よりも良いと考えた。

さまざまな実験室での革新により、科学としての医学は、一般の人々の領域のものとなった。たとえば、血液型は輸血を安全にし、さまざまなワクチンが使われ、ウイルスの本質が十分に理解されるようになった。このような新しい医学の研究体制への離陸は、第二次世界大戦前後に起きて、今日私たちが持っているビッグサイエンスとしての医学研究につながった。たとえば、サルファ剤は、いくつかの一般的細菌に対して有効であり、出産後の産褥熱（出産後によくあった感染症である）による女性の死亡率を劇的に下げることになった。サルファ剤は、大戦直前に開発された。ナチスはその発見者のゲルハルト・ドーマク（１８９５〜１９６４年）がノーベル賞受賞のためにストックホルムに行くのを許さなかった。戦争が国際的特許制度を中断することになり、ドイツ以外でもサルファ剤を生産できた。戦争初期に、このような薬が多く使われたが、戦争末期には、ペニシリンが主力となった。

ペニシリンは、どのような時代であっても驚異の薬と呼ぶことができるだろう。また、この薬には興味深い物語がある。アレキサンダー・フレミング（１８８１〜１９５５年）により、蓋をしていないペトリ皿のカビに１９２８年に偶発的に発見され、しかも、10年間ほぼ無視された（治療の目的で使う試みは散見した）。第二次世界大戦勃発で、オックスフォードの病理学教授ハワード・フロリー（１８９８〜１９６８年）と彼の研究チームは、バクテリアによる感染症に対処する新たな療法探究の任を負うことになり、彼らが選んだ物質の中にはペニシリンがあり、戦時中の、間に合わせの設備を用いながら、貴重なカビに劇的な効果があることを示すのにやっと十分なだけの量を単離した。彼らの最初の患者は、黄色ブドウ球菌に感染したオックスフォードの警官だった。彼は、薔薇のトゲの穿刺傷から感染し、ペニシリンにより持ち直したが、尿から回収して再度投与するという方法をとったにもかかわらず、治療に十分なペニシリンを入手できず、死亡した。

戦争中に、フロリーと同僚は、薬品製造に英国ほどの混乱がなく支障が少なかった米国に渡った。フロリーは、万人のための科学研究という旧来の信念を持ち、特許請願などには無関心だった。米国の製薬業者はずっと狡知で、戦争末期の2年間には、大量のペニシリンを生産し、巨額の利益を得ていた。最初のうちは、軍の利用のみに限られていた（戦争の負傷と細菌性肺炎以外にも、梅毒と淋病を含む多くの細菌感染に有効だった）が、1945年の終戦後まもなく民間人にも使用されるようになった。

ペニシリンの物語は、まったく現代的なものである。つまり、高度に利潤があがり、製造と流通に産業的手段が必要な薬品だった。多くの一般的な傷病に対して、非常に有効であり、安価に生産されるようになり、多くの命を救い、実験室のプレステージを高め、より広義には現代医学の地位を非常に高めることになった。それは、奇跡の薬だった。奇跡というのは永遠には続かないものである。ペニシリンは、見境なく与えられ、分量は正しくなく、対象とする患者の状態は適切なものではなく、治療の過程は守られなかった。耐性を持つ細菌が現れ、効力が失われ始めた。初期には、これは小さな問題とみなされた。なぜなら、他の型のペニシリンが製造され、それ以外の抗生物質も市場に現れたからである。結核（長らく慢性的な細菌性の死の病だった）に対して有効なストレプトマイシンは、米国で開発され、戦争直後に英国に少量が到着したとき、先に触れたオースチン・ブラッドフォード・ヒル（まもなく肺がんの研究を始めることになる）が、量が少ないことを逆手にとって、二重盲検の実験を設計し、参加している医者も治療を受けている患者も、治療法が試験されていることを知らない方式を完成した。こうすれば、期待が生んでしまう偏向を避けることができた。その結果が示したのは、ストレプトマイシンの治療有効性だった。ヒルの実験方法が、新たな療法の有効性を見極めるための黄金の基準となり、現在に至っている。

ストレプトマイシン、ペニシリンその他の抗生物質が黄金時代を迎え、効果のある新薬やワクチンが、製薬研究と生物医学研究の必然的結果であると思われていた。コルチゾンは、1940年代後半に現れ、関節リウマチで重度に障害のある患者が病床から起き上がり、歩き始める映像で、その効果の程を見せつけた。新しい薬は、当時洗練されつつあった外科学や放射線治療法でも治療できないがんに用いられ、それを制御できると約束した。抗精神病薬は、収容型精神病院で人生を過ごしてきた患者の統合失調症、重度のうつ病、あるいはその他の精神疾患の症状を劇的に改善した。1920年代に嗜眠性脳炎が流行し、その結果、何十年間も昏睡状態にあった患者たちが、1950年代後半にドーパミンを投与されて、昏睡を脱して目覚めて立ち上がった。なおドーパミンは、近年パーキンソン病に用いられて、劇的な反応を起こすことはできたが、その効果は短期的だった。1960年代初期には、地域精神医療が人々の心を捉え、精神病患者が外来患者として扱われ、薬を服用しさえすれば、通常と変わらないような生活をすることができるという望みを与えた。軽度のうつ病や不安障害を持つ人々には、リブリュームやバリアムが市場に出た。医学では、すべての病気に対して、一つの錠剤がある、あるいは近い将来にそれが用意されることになると予想されたのである。

1940年代以前には、米国の多くの医学研究は、民間基金や慈善の後援を受け、なかでもがん、結核、ポリオのための慈善活動が脚光を浴びた。大統領のフランクリン・D・ルーズベルト自身がポリオを患ったので、ポリオは常にニュースの話題になっていた。ポリオは、当時、流行病のかたちをとり、若年層に障害をもたらす主たる疾病であって、1951年から1955年までの間で年間平均4万件にのぼった。これは、ウイルス性疾患であり、抗生物質が効かず、生き延びたとしても生涯にわたって身体に不自由を抱えることになった。どこよりも米国で蔓延していたが、ポリオは全世界にみられ（貧しい国よりも西洋諸国でよくみられた）、1952年のコペンハーゲンでの流行は、人の心を揺さぶった。その理由は、流行の激しさだけでなく、人々がそれに対して示した人道的行動のためである。重度に苦しんでいる人々のために、気管切開術と間歇的陽圧換気法がとられて、1500人のボランティアが16万5000時間にわたって、患者に手で風を送った。ポリオは、貧富が問題になる病気ではなかった。衛生の病であり、きれいな水のない国々の子どもたちは、幼少時にウイルスを得ても発病しないのに、青少年になって初めて接すると、神経と筋肉に恒久的損傷を起こした。ポリオのウイルス原因論と、ポリオから回復した人は、2度とそれにかからないという事実により、ワクチンが最も合理的対策だと考えられた。10セントの行進財団は、今日なら受け入れ難いような基準で補助金申請を査定していたが、財力が豊かだった。1940年代に数種のワクチンがつくられた後、1950年代には、ソークとサビンがそれぞれ開発したワクチンで、大規模予防接種運動が実行された。ジョナス・ソーク（1914〜1995年）が、不活性ワクチンを開発した。深刻な問題もありつつ、ワクチンは効果があったが、アルフレッド・サビン（1906〜1993年）の弱毒化生ウイルスにより凌駕された。サビンのワクチンは、経口投与で、砂糖の塊と一緒に飲むことができ、配布しやすく、子どもたちにも好評だった。弱毒化ウイルスが排泄物に入り、ポリオが広まったのと同じ経路（口と排泄物を経て）で、自然に人々を衛ることになるという利点があった。天然痘と同じく、ポリオは現代医学の成功物語で、全世界でポリオ撲滅は間近である。ポリオをめぐる経緯には、多くの強烈な個性を持った人々がかかわり、かなりの不誠実な振る舞いがみられたが、結果としては望んだ通りになった。

その成功により、医学研究がますます盛んになった。現在に至る産業ベースの科学研究施設が数多くつくられた。世界で最も大きな医学研究機関である米国のメリーランド州ベセズダにあるアメリカ国立衛生研究所（ＮＩＨ）が受益者の例である。１９５０年代以降、米国政府が医学研究で重要な役割を果たし、より大きな研究所と共著論文が規範になった。どんな指標で見ても、医学の基礎研究は、過去数十年間で劇的に伸長した。少なくとも西洋では、健康管理の上での改善も劇的に伸びた。21世紀初期の医者は、１９７０年に比較して、病気を診断し、治療することが、よりよくできるようになっている（図28）。喘息、がん、消化性潰瘍、心疾患など多くの疾病が、一世代前までと違って、病人としてずっと過ごさねばならない事態であるとか、死の宣告ではなくなった。それに従い、慢性病がより顕著になり、医学研究を臨床の実践に移すことで現代の医学が手に入れたものは、治療よりもケアにかかわるものである。ヒトゲノム配列の決定や、幹細胞研究を通しての健康向上の約束は、いままでのところ実現すべきものが多く残っている。科学的能力が向上すると、期待も高まり、多くを約束されて、患者たちは辛抱しきれなくなっている。

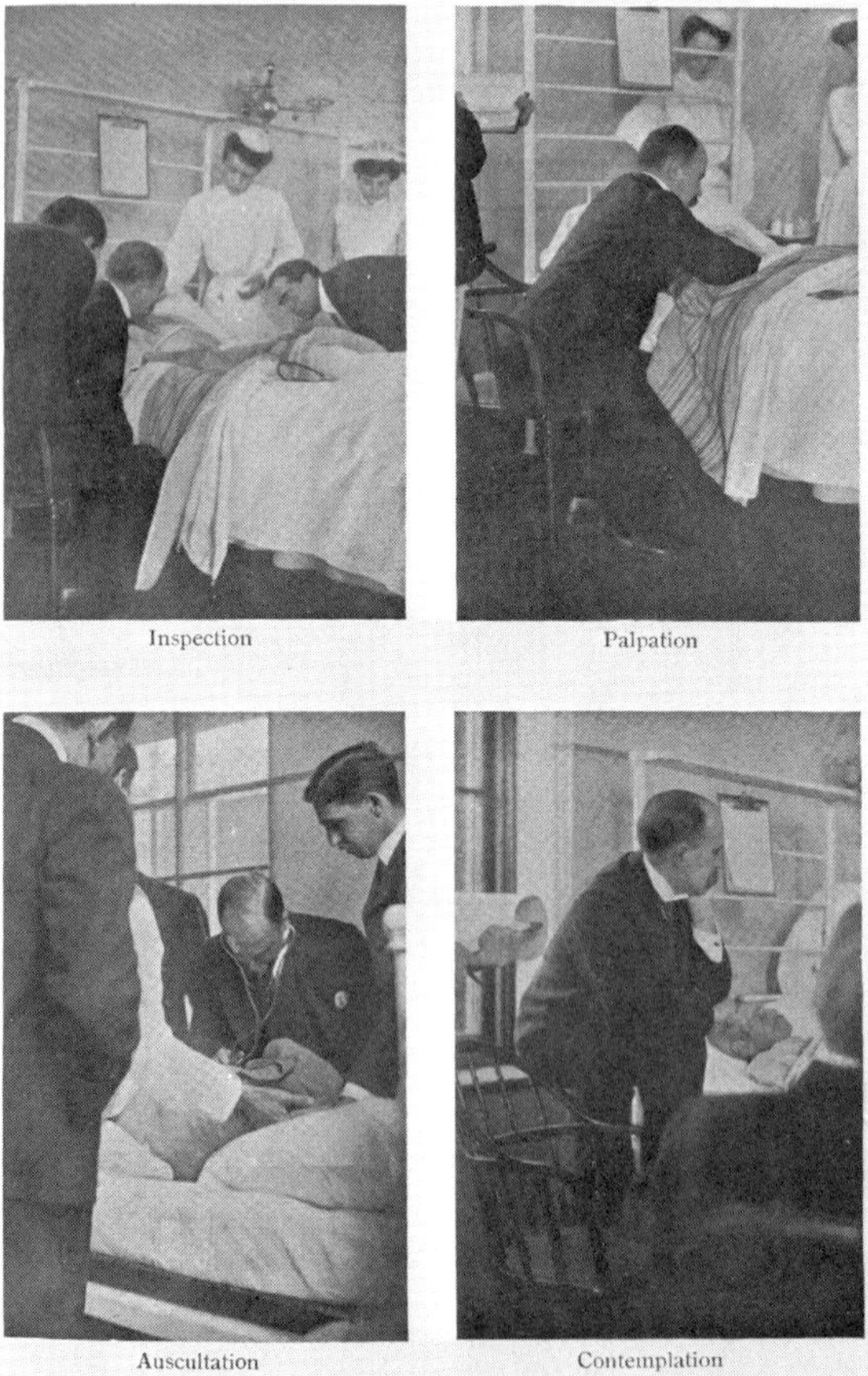


図 28　臨床で熱心に仕事を行う医者．歴史上最も賞賛された医者の一人であるサー・ウィリアム・オズラーが，診断し，得た知識について考察している様子．現代的な意味を持つ臨床での態度．［左上から　視診，触診，聴診，考察］

## 現代の医学——現在の状況

認知と現実の双方が、現代の医学に対する態度、そして、医学に何ができるのか、あるいは何ができないのかについての態度を決定している。サリドマイド禍が一つの転換点だった。サリドマイドは、1950年代末には、優れた薬であると認識され、妊娠初期段階のつわりを防ぐすばらしい予防薬だと思われて、即座に市場に出され、適切な試験が行われなかった。米国の鋭い目を持った役人は、米国国内では発売されないようにしたが、世界では40か国以上で何千もの妊婦がすでに服用してしまってから、この薬と生まれてくる子の四肢の異常の関係が明白になった。この話は最終的には、新たな薬剤の安全基準を引き締めることになったが、製薬産業への人々の信頼を損なった。副作用が確認されて、早急に市場から撤退した薬はいくつかあるが、その後の薬でこれほど明らかに有害だったものは他にない。現代の製薬産業は、他の多国籍企業と同じ性格を持っている。中小企業は、より大きな企業に飲み込まれ、現代では広告と営業に費やす予算が、研究開発費よりも大きくなっている。米国では、処方箋薬を直接に広告できるようになったため、懸念材料となった。既存の薬に小さな修正を加えた「付加」薬剤に、製薬産業はあまりにも多くの時間を費やしている。研究は、実入りが多いことが見込まれる先進国に多い病気に集中し、貧しい国々の主要な疾病は、非常な需要があるとしても、大きな利益を生む可能性は低く、研究対象にはなりにくい。裏返せば、患者が何年も、あるいは生涯にわたって薬を服用せねばならない長期の慢性疾患が、新薬開発するうえでの理想になっているとさえいえる。

ＨＩＶ／エイズは、市場に駆動された現代のヘルスケアの状況を露わに示す実例となった。１９８０年代の米国の同性愛の男性と、注射針の共有で感染した薬物使用者の間で流行したときには、とくに悪性のかたちをとっていた。これは現代医療の力とその問題の象徴となった。豊かな国でまず現れたので、生物医学研究が急速に進んだ。宗教的指導者の中には、この病気は同性愛とその他の罪に対する神罰であると主張した人々もいた。米国大統領ロナルド・レーガンは、公共の場で「エイズ」という略語（後天性免疫不全症候群 Acquired Immunodeficiency Syndrome）をなかなか口にせず、カトリック教会は、この性感染症が広まるのを防止する対策としてのコンドームの使用容認を、流行が始まってからかなり長い間、拒んでいた。エイズは、いまでも烙印《スティグマ》を伴う病気である。

感染の危険にさらされた人々が、政府の反応が鈍いと考えたとしたら、富裕な諸国にとって脅威とならない貧しい国の病気に対する古くからの西洋諸国の無関心と比べてみるとよい。実際、25年ほど経ってみると、当時珍しいがんであったカポジ肉腫の最も早い症例および、それまでは健康だった若者に生じた免疫不全が観察されてから、1984年の病原体の発見までの経過時間は、かなり短かった。米国のグループと、フランスのグループがほぼ同時に、原因となるレトロウイルスを発見し、どちらも功績は自分たちにあると主張したことは、科学の大きな賞の獲得に人々が懸命になっている今時代の象徴である。

HIVは、(侮蔑的に) 3H (ホモセクシュアル、ヘロイン使用者、ハイチ人) の病気であると当初は言われていた。ハイチの貧しい人々が、初期にかかりやすい集団であると考えられたが、まもなくアフリカの貧しい人々が加わり、アフリカおよび発展途上国に、エイズの最も過酷な問題と最も深刻な社会経済的効果がみられてきた。西洋では、この病気は、死亡率は深刻に高いものの、急性疾患から慢性疾患となっていった。1990年代から、抗ウイルス剤治療が可能になり、病気の進行を遅らせることができるが、高価であり、副作用を伴う。良い看護と時を得た治療が、生活の質を向上させ、病気と死亡率を減らすのに重要である。微生物が引き起こす多くの病気と同じように、薬への耐性の問題が現れてきており、HIV陽性になるとかなりの覚悟を必要とする。

アフリカの一部では、エイズは異性間の性交によって感染することの多い病気であり、ＨＩＶ陽性や症状がすでに出ている個人の割合が非常に高い地域もある。治療は高価で、アフリカ大陸には存在しない保健の基盤を要する。マラリアや結核と並んで、エイズは過去数十年にわたって国際的保健の場面を支配してきた。この三つの病気は、旧来の化学的療法に抗し、若者の罹患率と死亡率についてその波及効果が大きいという特徴を持っている。病気は、富める者と貧しい者の格差をさらに広げ、ゲイツ財団やその他の国際的組織が大きな貢献をしているにもかかわらず、近い将来にはこの傾向は続くだろう。

エイズは、社会的な疾病であると言われてきたが、その患者たちは、解決を医科学に求めた。科学と科学に基づく狭い意味での医療は、西洋文明の最も重要な達成の一つである。私たちは科学的医療を必要としているが、医科学だけでは人間の問題を解決することはできない。すなわち、私たちが生きている世界では、進歩が当たり前であると考えることはもはや説得力を持たない。

# 訳者あとがき

本書の著者であるW・F・バイナムは、1973年から96年までの四半世紀にわたって、ロンドンのウェルカム医学史研究所の所長であり、ロンドン大学・ユニヴァーシティ・コレッジ（UCL）に併設された医学史科の長であった。この四半世紀近い時期は、ウェルカム研究所を中心にして、医学史研究が大きく変貌して多様な側面を持つようになり、研究を拡大させて次々に新しい主題を切り開いていた時代であった。その中で、個人としての著作においても、医学史という領域全体を支えるレファレンスの編集においても、バイナムは中心的な駆動力を持った学者の一人であり、研究所の同僚の故ロイ・ポーターと並んで、新しい医学史を象徴する存在であった。

かつての医学史は、医学がどのように進歩したのかを描くものが多かった。歴史上重要な発見をした個人としての医者に焦点を当て、彼らの貢献を叙述することが主流であった。このような手法で記述される医学史は、研究者がたいていの場合医師であったことも手伝って、医療という複雑な要素を持つ現象を、個人としての医者という限定的で狭い主題に単純化してしまうものであった。そこには患者という医療のもう一人の主人公もいなかったし、医者と患者の間の倫理を含む関係についての視角も欠けていた。医学や医療が、同時代の社会や文化とどのように関係したのかを分析する視点もなかったし、医療と政治や経済を分析することもなかった。そのような新しい主題が、主として人文社会系の学者たちによってつくり上げられ、現代の医学が直面しているさまざまな問題を考える基盤を提供するようになったのが、新しい医学史が進んだ方向であった。

バイナムの書物は、このように拡大・充実した新しい医学史を、コンパクトな入門書のスペースにまとめるために、医療の類型論の手法を取り、古代から19世紀末までの医療を、医者の行動の基本的な構造に着目して、5つの類型に分けて記述したものである。歴史的に発展した順番に、臨床、書物、病院、共同体、実験室という5つの類型が順次重層していくありさまと、20世紀以降においてそれぞれの類型が発展する様子を描いている。それぞれの類型の中の重要な医師も描きこむと同時に、新しい主題である疾病、患者、社会、政治に関する記述も取り込んでいる。新しい医学史を参照しながら医学の長い歴史を簡潔に説明する構成としては、おそらく最善のものだろう。

私事にわたることを付け加えると、25年近くにわたって恩師であり友人であったバイナム先生の著作を訳すことは、二人の訳者にとって特別な意味があることだった。バイナム先生がよくお召しになっていた虹色の蝶ネクタイは素敵にへんてこりんだったねと懐かしく思い出しながら、楽しい仕事をすることができた。おなじくバイナム先生に医学史を習った清泉女子大学講師の高林陽展君に訳稿のチェックをしていただいた。この機会を私たちに与え、訳稿の完成を辛抱強く待ってくださった丸善出版株式会社の堀内洋平さんに心から感謝いたします。

2015年11月

訳者を代表して　鈴木　晃仁

付記

バイナムの著作・編著としては、以下のものが代表的である。

“Science and the Practice of Medicine in the Nineteenth Century”, Cambridge University Press, 1994.

(co-edited with Roy Porter), “Companion Encyclopedia of the History of Medicine”, Routledge, 1992.

(co-edited with Helen Bynum), “Dictionary of Medical Biography”, 5 vols., Greenwood Press, 2007.

日本語への翻訳としては、以下のものがある。

鈴木晃仁・鈴木実佳 訳『Medicine—医学を変えた70の発見』医学書院（２０１２年）

原題“Great Discoveries in Medicine”, Thames & Hudson, 2011.

藤井美佐子 訳『歴史でわかる科学入門』太田出版（２０１３年）

原題“A Little History of Science”, Yale University Press, 2013.

# 索　引

**た　行**



**な　行**



**は　行**

## ま　行



## や　行



## ら　行



## わ　行

# 参考文献


## 全　般

W. F. Bynum and Helen Bynum (eds), “Dictionary of Medical Biography”, 5 vols, Greenwood Press, 2007.
　世界の各地域で臨床医学に貢献した重要な医学関連の人物の伝記辞典．各地域の医学の伝統についての入門的な解説も付されている．

W. F. Bynum and Roy Porter (eds), “Companion Encyclopedia of the History of Medicine”, 2 vols, Routledge, 1993.
　医学史の領域全体をカバーする主題を解説した論考を 70 余点収録したレファレンス．

W. F. Bynum, Anne Hardy, Stephen Jacyna, Christopher Lawrence, and E.M. (Tilli) Tansey, “The Western Medical Tradition, 1800–2000”, Cambridge University Press, 2006.
　1800 年から 2000 年の 200 年間にわたる西洋医学の歴史を総合的に鳥瞰した書物．次項の書物と併せた 2 巻本の近現代を扱った後編．

Lawrence I. Conrad, Michael Neve, Vivian Nutton, Roy Porter, and Andrew Wear, “The Western Medical Tradition, 800BC–AD1800”, Cambridge University Press, 1995.
　紀元前 800 年から 1800 年までの西洋医学の伝統に関する総合的な鳥瞰．前項の書物と併せた 2 巻本の古代・中世・初期近代を扱った前編．

Jacylyn Duffin, “History of Medicine: A Scandalously Short Introduction”, University of Toronto Press, 1999.
　秀逸な入門書．近現代北米における発展の記述が充実している．

Stephen Lock, John M. Last, and George Dunea (eds), “The Oxford Illustrated Companion to Medicine”, Oxford University Press, 2001.
　ABC 順に並べた百科事典．多くの記事が歴史的な側面も記述している．

John Pickstone, “Ways of Knowing: A New History of Science, Technology and Medicine”, Manchester University Press, 2000.
　科学・技術・医学の歴史についての入門書．指導的な研究者による刺激

的な記述.
Roy Porter, "The Greatest Benefit to Mankind: A Medical History of Humanity from Antiquity to the Present", HarperCollins Publishers, 1999.
医学史の鳥瞰図. 広く称賛され，どの個所も読みやすい著作.
Andrew Wear (ed.), "Medicine in Society: Historical Essays", Cambridge University Press, 1992.
広範囲の論考を集めた秀逸な論文集. 教育を目的として執筆されている.
David Weatherall, "Science and the Quiet Art: Medical Research and Patient Care", Oxford University Press, 1995.
傑出した臨床医・医科学者の著者による，医学研究と患者のケアの歴史の問題も取り込んだ著作.

**第 1 章　臨床の医学**

Noga Arikha, "Passions and Tempers: A History of the Humours", HarperCollins Publishers, 2007.
医学・科学において，体液論が与えた影響を長期にわたって全体的に論じた歴史書.
M. D. Grmek, "Diseases in the Ancient Greek World", Johns Hopkins University Press, 1989.
古典古代に広まった一群の疾病の証拠に関する信頼できる書物. 書かれた資料と物質的な証拠の双方を用いている.
Helen King, "Hippocrates' Woman: Reading the Female Body in Ancient Greece", Routledge, 1998.
古代医学書における女性の疾病に関する刺激的な論述.
G. E. R. Lloyd (ed.), "Hippocratic Writings", Penguin, 1978.
ヒポクラテス派の書物からの有益な選集. 優れた解説が付されている. 本書の訳ではないが，ヒポクラテス派の選訳としては，ヒポクラテス著，小川政恭 訳，『古い医術について 他八篇』，岩波書店，1963 年，がある.
Vivian Nutton, "Ancient Medicine", Routledge, 2004.
指導的な学者による総合的で優れた鳥瞰図.
Owsei Temkin, "Galenism: Rise and Decline of a Medical Philosophy", Cornell University Press, 1973.
ガレノスの影響が継続する有様を，ガレノスの死後から 1000 年以上にわたる期間を対象に記述した書物.

**第 2 章　書物の医学**

Laurence Brockliss and Colin Jones, "The Medical World of Early Modern France", Clarendon Press, 1997.

フランスにおける4世紀間にわたる医学の有様を描いた記念碑的な著述.
W. F. Bynum and Roy Porter (eds), "William Hunter and the Eighteenth-Century Medical World", Cambridge University Press, 1895.
啓蒙期の医学と解剖に関する広範な論考集.
Peter Pormann and Emilie Savage-Smith, "Medieval Islamic Medicine", Edinburgh University Press, 2007.
中世イスラム医学という複雑な主題に関する最新のまとめ.
Roy Porter, "Quacks: Fakers and Charlatans in English Medicine", Tempus Publishing, 2000.
多くの逸話を集めた面白い書物. 同時に, 医療の市場が継続的に重要であったことに関するポーターの概念を発達させている. 本書旧版 (1989年) の翻訳が, ロイ・ポーター 著, 田中京子 訳,『健康売ります—イギリスのニセ医者の話 1660-1850』, みすず書房, 1993年.
Carole Rawcliffe, "Medicine and Society in Later Medieval England", A. Sutton, 1995.
後期中世の英国の医学を, 理解しやすく広範囲にわたって鳥瞰した書物.
Guenter B. Risse, "Hospital Life in Enlightenment Scotland: Care and Teaching in the Royal Infirmary of Edinburgh", Cambridge University Press, 1986.
フランス革命にいたるまでの過程における, エディンバラの臨床医学と医学教育に関する傑出した研究.
Nancy G. Siraisi, "Medieval and Early Renaissance Medicine", Chicago University Press, 1990.
中世から初期ルネサンスの医学に関する秀逸な入門概説書.

**第3章　病院の医学**

Erwin H. Ackerknecht, "Medicine at the Paris Hospital, 1794-1848", Johns Hopkins University Press, 1967.
19世紀初期のフランス学派に関する古典的な著作. 1978年刊の日本語訳に新しい解説をつけたものが2012年にみすず書房から刊行. (邦訳：アーウィン・H・アッカークネヒト 著, 舘野之男 訳,『パリ, 病院医学の誕生—革命暦第三年から二月革命へ』, みすず書房, 2012年).
W. F. Bynum, "Science and the Practice of Medicine in the Nineteenth Century", Cambridge University Press, 1994.
臨床医学における科学の重要性の上昇に関する総合的な記述.
Jacylyn Duffin, "To See with a Better Eye: A Life of R. T. H. Laennec", Princeton University Press, 1998.
聴診器の発明者に関する優れた伝記研究.
Michel Foucault, "The Birth of the Clinic: An Archaeology of Medical

Perception", tr. A. M. Sheridan Smith, Tavistock, 1973.
フーコーという大きな影響力を持つ思想家の著作の中で，最も理解しやすい著作の一つ．フランスの臨床医学学派に着目して，医学における権力論が展開されている．フランス語原著からの 1969 年の日本語訳が，2011 年に再刊されている．(邦訳：ミシェル・フーコー 著，神谷美恵子 訳，『臨床医学の誕生』，みすず書房，2011 年)．

Caroline Hannaway and Ann La Berge (eds), "Constructing Paris Medicine", Rodopi, 1998.
指導的な学者たちによる，フランス学派を評価した優れた論考の論文集．

Russell Maulitz, "Morbid Appearances: The Anatomy of Pathology in the Early Nineteenth Century", Cambridge University Press, 1987.
臨床医学において病理学が支配的な役割を占めた時期における変遷を研究した刺激的な書物．

Guenter B. Risse, "Mending Bodies, Saving Souls: A History of Hospitals", Oxford University Press, 1999.
歴史を通じて病院を研究した非常にエレガントで深い洞察を含む書物．第 6 章において，19 世紀初期のフランスの病院を論じている．

Andrew Scull, "The Most Solitary of Afflictions: Madness and Society in Britain, 1700–1900", Yale University Press, 1993.
記述の焦点は英国であるが，同時期のヨーロッパと北米における精神医学と精神疾患の歴史においても共通する特徴を論じた説得力ある議論．

## 第 4 章　共同体の医学

John Duffy, "The Sanitarians: A History of American Public Health", University of Illinois Press, 1990.
米国の公衆衛生運動に関する史料に基づいた堅実な記述．

Christopher Hamlin, "Public Health and Social Justice in the Age of Chadwick: Britain, 1800–1854 ", Cambridge University Press, 1998.
貧困と疾病の関係に関する重要な洞察を含む研究．

Daniel Kevles, "In the Name of Eugenics: Genetics and the Uses of Human Heredity", Penguin, 1986.
優生学運動についての全般的な記述をした書物の中では現在でも最善のものの一つ．(邦訳：ダニエル・J・ケヴルス 著，西俣総平 訳，『優生学の名のもとに―「人類改良」の悪夢の百年』，朝日新聞社，1993 年)．

Ann La Berge, "Mission and Method: The Early Nineteenth-Century French Public Health Movement", Cambridge University Press, 1992.
フランスの公衆衛生運動に関する秀逸な総合的な記述．

Thomas McKeown, "The Role of Medicine: Dream, Mirage or Nemesis?", Blackwell, 1979.

マキューンの医学とその歴史に関する見解を最も鋭く表明した書物.
Dorothy Porter, “Health, Civilization and the State: A History of Public Health from Ancient to Modern Times”, Routledge, 1999.
公衆衛生の通史という広大な主題についての優れた統合的な記述.
Dorothy Porter (ed.), “The History of Public Health and the Modern State”, Rodopi, 1994.
各国の公衆衛生の歴史の専門家による優れた論考集.

## 第 5 章　実験室の医学

Erwin H. Ackerknecht, “Rudolf Virchow: Doctor, Statesman, Anthropologist”, University of Wisconsin Press, 1953.
古い伝記ではあるが，現在でも，ウィルヒョーのキャリアの多くの側面に関する秀逸な解説.（邦訳：E・H・アッカークネヒト 著，舘野之男ほか訳，『ウィルヒョウの生涯―19 世紀の巨人＝医師・政治家・人類学者』，サイエンス社，1984 年）.
Claude Bernard, “An Introduction to the Study of Experimental Medicine”, tr. Henry Copley Green, Dover Publications, 1957.
原著は 1865 年出版. ベルナールの古典的な著作は，現在でも読むに値する傑作である.（邦訳：クロード・ベルナール 著，三浦岱栄 訳，『実験医学序説』，岩波書店，1970 年）.
William Coleman and Frederic Lawrence Holmes (eds), “The Investigative Enterprise: Experimental Physiology in Nineteenth-Century Medicine”, University of California Press, 1988.
実験生理学と，それが医療について持つ妥当性の歴史に関する傑出した論文集.
Patrice Debré, “Louis Pasteur”, tr. Elborg Forster, Johns Hopkins University Press, 1998.
パストゥールの総合的な伝記. 主人公への共感をこめて書かれているが，無批判な内容ではない.
Henry Harris, “The Birth of the Cell”, Yale University Press, 1998.
19 世紀の顕微鏡と医学に関する優れた導入書.（邦訳：ヘンリー・ハリス 著，荒木文枝 訳，『細胞の誕生―生命の「基」発見と展開』，ニュートンプレス，2000 年）.
Owen H. Wangensteen and Sarah D. Wangensteen, “The Rise of Surgery: From Empiric Craft to Scientific Discipline”, Dawson, 1978.
古い史観で「英雄的」な様式であるが，コスモポリタンな記述と細部の正確において感嘆すべき書物である.
Michael Worboys, “Spreading Germs: Disease Theories and Medical Practice in Britain, 1865–1900”, Cambridge University Press, 2000.
英国医学に細菌学と病原体が与えた影響を精妙な仕方で分析した書物.

**第６章　現代世界の医学**

Michael Bliss, "The Discovery of Insulin", Harris, 1983.
医学史において著名なエピソードであるインスリンの発見について，バランスよく記述した著作.（邦訳：マイケル・ブリス 著，堀田饒 訳，『インスリンの発見』，朝日新聞社，1993 年）.

Thomas Neville Bonner, "Becoming a Physician: Medical Education in Great Britain, France, Germany and the United States, 1750-1945", Oxford University Press, 1995.
4 か国を比較した優れた研究であり，本書の第 5 章までの議論にも多くの点で連関する著作.

Roger Cooter and John Pickstone (eds), "Medicine in the Twentieth Century", Harwood Academic Publishers, 2000.
20 世紀医学の多くの側面についての論考集.

John Farley, "The International Health Division of the Rockefeller Foundation: The Russell Years, 1920-1934", Cambridge University Press, 1995.
国際保健と世界の「アメリカ化」に関する重要な側面の秀逸な導入書.

Joel Howell, "Technology in the Hospital: Transforming Patient Care in the Early Twentieth Century", Johns Hopkins University Press, 1995.
医科学と技術が，医師が病院で行うことに与えた影響についての優れたモノグラフ.

James Le Fanu, "The Rise and Fall of Modern Medicine", Little, Brown and Co., 1999.
洞察力がある一般診療医で医学ジャーナリストによる，20 世紀の医学に関する鋭い記述.

Harry Marks, "The Progress of Experiment: Science and Therapeutic Reform in the United States, 1900-1990", Cambridge University Press, 1997.
臨床試験とそれを取り巻く多くの主題に関する秀逸な導入書.

Rosemary Stevens, "In Sickness and in Wealth: American Hospitals in the Twentieth Century", Basic Books, 1989.
米国の病院の経済と医療の側面についての総合的な分析.

# 引用文献


### 第1章
ヒポクラテス派の著作『神聖病について』と『箴言』からの引用は，Francis Adams (ed.), "The Genuine Works of Hippocrates", 2 vols, The Sydenham Society, 1849, による．空想力の座についての問いは，シェイクスピア作『ヴェニスの商人』第3幕より．

### 第2章
同じ病気にかかったら，異なった人物でも，症状は変らないというシデナムのコメントはよく知られている．引用は，*Medical Observations* より．ここでは，R.G. Latham (ed.), "The Works of Thomas Sydenham", 2 vols, The Sydenham Society, 1848, を使用した．

### 第3章
アントワーヌ・フルクロアによるパリの医学教育の基盤についてのまとめは，Erwin Ackerknecht, "Medicine at the Paris Hospital, 1794-1848", Johns Hopkins University Press, 1967（邦訳：アーウィン・アッカークネヒト 著，舘野之男 訳，『パリ病院 1794〜1848』，新思索社，1978年）より．

ビシャの明晰な禁止命令も，アッカークネヒトの書物に引用されている．悪しき病院を「死への門」と喩えた表現は，医者であり文人であったジョン・エイキンより．現在では彼は医者としてというよりも文人として有名である．フランシス・ベーコンの「病気の足跡」という表現は『学問の進歩』(1605年）からとった．

### 第4章
エドワード7世が，結核に関して言った言葉は，Thomas Dormancy, "The White Death: A History of Tuberculosis", Hambledon Press, 1999, にある．エドワード7世は，ジギタリスを1785年に臨床医学にもたらした医師，ウィ

リアム・ウィザリンの言葉を使ったのだという注がついている．グラッドグラインド氏の悪名高い「事実」の連呼は，チャールズ・ディケンズ作『ハード・タイムズ』からとった．

**第5章**
現在では細胞を意味するが，小さな部屋の意味でロバート・フックが，セルという言葉を使ったのは，彼の "Micrographia"（1665 年）においてである．「コッホの公準」をレフレルがまとめたものは，Thomas D. Brock, "Robert Koch: A Life in Medicine and Bacteriology", Science Tech Publishers, 1988（邦訳：トーマス・D・ブロック 著，長木大三・添川正夫 訳，『ローベルト・コッホ―医学の原野を切り拓いた忍耐と信念の人』，シュプリンガー・フェアラーク東京，1991 年）参照．

**第6章**
ウィリアム・ワーズワースの印象的なフレーズは，もともと 1798 年に出版された詩「発想の転換をこそ」で使われた．イヴァン・イリッチが「医原病」の概念をいくつかの著作で論じており，なかでも，"Medical Nemesis: The Expropriation of Health", Calder and Boyars, 1975（邦訳：金子嗣郎 訳，『脱病院化社会？ 医療の限界』，晶文社，1998 年）を参照．C・P・スノーが二つの文化について論じた講義は，"The Two Cultures", Cambridge University Press, 1959（邦訳：松井 巻之助 訳，『二つの文化と科学革命』，みすず書房，1999 年）参照．

# 図の出典

図 3〜28
© The Wellcome Library, London

原著者紹介
**William Bynum（ウィリアム・バイナム）**
ロンドン大学名誉教授．イェール大学医学部，ケンブリッジ大学を経て，1973〜96年までロンドン大学ウェルカム医学史研究所の所長を務める．専門は医学史．

訳者紹介
**鈴木晃仁（すずき・あきひと）**
慶應義塾大学経済学部教授．東京大学教養学科卒業．ロンドン大学ウェルカム医学史研究所（PhD），アバディーン大学トマス・リード研究所などを経て現職．専門は医学史．著書に *Madness at Home* (University of California Press, 2006)，*Reforming Public Health in Occupied Japan* (Routledge, 2012, 共著）などがある．

**鈴木実佳（すずき・みか）**
静岡大学人文社会科学部教授．東京大学教養学科卒業．ロンドン大学(PhD)などを経て現職．専門はイギリス文学．著書に『セアラ・フィールディングと18世紀流読書術』（知泉書館，2008年），訳書に『清潔の歴史—美・健康・衛生』(東洋書林，2010年)などがある．

サイエンス・パレット 029
医学の歴史

平成27年12月31日　発　行

訳　者　鈴　木　晃　仁
　　　　鈴　木　実　佳

発行者　池　田　和　博

発行所　丸善出版株式会社
〒101-0051　東京都千代田区神田神保町二丁目17番
編集：電話　(03)3512-3265／FAX(03)3512-3272
営業：電話　(03)3512-3256／FAX(03)3512-3270
http://pub.maruzen.co.jp/



組版印刷・製本／大日本印刷株式会社

ISBN 978-4-621-08942-2　C0347　Printed in Japan